5-7, rue de l'Ecole-Polytechnique, 75005 Paris

www.harmattan.fr

ISBN : 978-2-343-13468-0
EAN : 9782343134680

Santé et discriminations

LES CAHIERS DE LA LCD

Lutte Contre les Discriminations

Les cahiers de la LCD – Lutte contre les Discriminations – sont une nouvelle revue dans le paysage universitaire français. Elle s'inscrit à l'intersection d'un double constat ; celui de l'actualité politique et scientifique et d'un manque d'outils permettant à la fois de poser les termes du débat dans l'espace public et de nourrir l'action.

L'enjeu est alors de produire et de diffuser des savoirs académiques et opérationnels afin de lutter contre les discours fantasmatiques qui touchent particulièrement les publics discriminés et/ou discriminables. La revue s'affiche clairement comme outil de prévention, au croisement des questions universitaires, politiques et associatives.

L'ambition assumée de cette revue est à la fois de prévenir, traiter et lutter contre toutes les discriminations de manière multidisciplinaire et interpartenariale.

Johanna Dagorn & Arnaud Alessandrin
Codirecteurs de la revue

Dirigé par
Marielle Toulze et Anastasia Meidani

SANTÉ ET DISCRIMINATIONS

LES CAHIERS DE LA LCD
LUTTE CONTRE LES DISCRIMINATIONS

Vol. 5

L'Harmattan

REMERCIEMENTS

Que soient remerciés l'ensemble des contributrices et des contributeurs de ce numéro, ainsi que les évaluatrices et évaluateurs des différents textes. *Les Cahiers de la LCD* remercient tout particulièrement Anastasia Meidani et Marielle Toulze pour la coordination de ce numéro sur la santé et les discriminations. Ce numéro est une nouvelle fois l'occasion de souligner l'importance des partenaires dans cette aventure : les éditions l'Harmattan, le CGET, les villes de Paris, de Limoges et de Bordeaux et le LACES – Laboratoire Cultures Éducation Sociétés- de l'Université de Bordeaux qui accueille dorénavant la revue.

SOMMAIRE

INTRODUCTION :

SANTÉ ET DISCRIMINATIONS

Anastasia MEIDANI et Marielle TOULZE

Essentiellement conçue comme « le produit final des autres inégalités sociales » (Aïach, Fassin, 2004), l'analyse des inégalités de santé convoque l'expérience de discrimination. Partant du constat que les discriminations subies lors des parcours des soins (y compris hospitaliers) ont déjà été, du moins en partie, interrogées (Carde, 2007 ; Cognet *et al.*, 2009 ; Bertossi et Prud'homme, 2011), ce numéro spécial se proposait de traiter sous l'angle des discriminations, des questions de santé au sens large du terme, en abordant tour à tour la santé (subjectivée ou objectivée), l'accès aux soins, les pratiques préventives, curatives ou palliatives (individuelles ou collectives) de certains groupes sociaux, le « vieillir » et les représentations sociales sous-jacentes, le genre, la place des corps racialisés dans les parcours des soins, etc.

Dans ce cadre, une attention soutenue était accordée aux articles qui engageaient une réflexion critique, en partant du point de vue des personnes malades, afin de questionner d'une part, les contraintes auxquelles ces personnes sont confrontées pour accéder aux soins et de l'autre, les ressources dont elles disposent et les stratégies qu'elles mettent en œuvre pour les contourner. En effet, au plus près de l'expérience, il nous a semblé important d'examiner comment ces populations interagissent avec les soignants et, inversement, comment ces professionnels composent avec ces patients.

Mais ce numéro spécial permettait aussi de relayer un questionnement à propos des politiques publiques : quelle place occupe la réduction des inégalités dans les politiques de santé publiques en France et au-delà ? Dans ce cadre, il s'agissait d'explorer l'ensemble des politiques publiques (d'immigration, de santé, de logement,...) susceptibles d'agir sur l'accès aux soins et, en retour, sur la santé de ces populations placées en situation de précarité – tout en considérant l'ancrage institutionnel de ces politiques.

Plus concrètement, trois axes thématiques ont été proposés couvrant ainsi, à tour de rôle une échelle -micro, -meso et macro-analytique : le *premier* braquait le projecteur sur les expériences et les « affects » qui caractérisent les parcours de soins des populations discriminées et s'intéressait à la trajectoire (de santé, de mobilité, de genre,...) des patients et des praticiens, aux interactions soignants/soignés et aux stratégies mobilisées par les sujets considérés comme des acteurs, en partie, contraints par les politiques publiques. Le *deuxième* se focalisait sur les effets des inégalités sociales et des processus discriminatoires sur la santé de certains groupes sociaux, leurs possibilités d'accès aux soins et les traitements qui leur sont réservés. Le *troisième* se proposait de centrer l'analyse sur la prise en compte des politiques publiques et du droit, leur évolution, leurs modalités d'application, leurs impacts sur le recours aux soins et sur les pratiques de la prise en charge des personnes vulnérables.

Partant du principe que l'examen de l'ensemble de ces questions gagnerait à être placé dans une perspective interdisciplinaire et comparative entre pays et contextes socioculturels, le numéro gardait à distance l'écueil ethnocentrique, et les analyses qui suivent en témoignent. Par ailleurs, l'objectif était de faire émerger un dialogue autour des enjeux sociétaux des discriminations en santé tant du point de vue des sciences humaines et sociales que du point de vue des praticien.ne.s des soins, s'attardant ainsi que des retours d'expériences relatés. Si les textes qui nous ont été adressés s'inscrivent dans les axes présentés plus haut, et font écho à l'ambition pluridisciplinaire et comparative de l'appel à articles tout en laissant la parole aux professionnel.le.s de soins, les réflexions livrées proposent un autre découpage qui n'épouse pas forcément la triple échelle d'analyse retenue par les coordinatrices, tout en l'englobant. Dans les lignes qui suivent nous proposons, tout d'abord, une lecture synthétique des textes retenus mettant en perspective les axes transversaux qui soutiennent ces réflexions. Puis nous nous adonnons à une présentation succincte des différents articles. Enfin, nous essayons de rendre compte de leur focalisation sur la figure des « migrants ».

En prenant le contre-pied de l'approche biomédicale et épidémiologique, le présent numéro questionne les inégalités sociales de la santé et les discriminations qui en résultent, et met en exergue la plus-value de l'herméneutique des sciences humaines et sociales. Ainsi, tour à tour, un regard sociologique, psychologique, juridique, interroge la notion des inégalités sociales de santé et les discriminations afférentes, et situe ce *nexus* de réflexions épistémologiques et interdisciplinaires auquel elles renvoient. À l'opposé des approches qui pourraient laisser entendre que le fondement des discriminations émane du corps biologique, les auteur.es démontrent que les discriminations en matière de santé continuent à inscrire en elles, le monde inégalitaire dans lequel elles se déploient. Dans cette perspective, les discriminations fonctionnent comme *alter ego* des représentations de l'altérité, conséquence « logique » des différences qui se voudraient irréversibles, car incarnées, exprimées en « nature ». En effet, l'une de plus grandes difficultés de l'analyse conceptuelle des discriminations est qu'il s'agit d'une idéologie qui lorgne obliquement vers certains secteurs des sciences naturelles. Des termes comme xénophobie, racisme, âgisme, sexisme… évoquent immanquablement l'idée de quelque chose qui relèverait de la « nature » plutôt que d'un fait de société. Mais encore…

Sous la plume des auteur.e.s, l'histoire des inégalités croise celle de la discrimination et prend la forme d'un texte en train de s'écrire. La faute d'orthographe, toujours possible, importe moins que le récit qui cherche à restituer l'expérience discriminatoire dépassant allégrement les enjeux de sa simple littéralité. Dans ce sens, les discriminations servent de témoins des inégalités sociales de la santé que les individus subissent, et dont les corps conservent la trace. Les auteur.e.s questionnent alors la force de l'altérité qui tournera vite en infériorité, croyant voir sur ce corps racialisé, sexué, âgé, malade, en errance… les traits d'une quelconque insuffisance.

Les articles rendent compte aussi de la jeunesse conceptuelle de la notion de discrimination (comparativement à l'âge du concept des inégalités sociales de la santé). Le numéro en prend acte considérant qu'à ce stade, les contributions des professionnel.le.s sont essentielles pour marquer l'horizon d'action et faire contrepoids aux discriminations dans toutes leurs formes. En effet, l'économie morale ne doit pas être seulement pensée, il devient impératif de l'instituer. La solidarité se profile alors comme la valeur de référence que l'on puisse opposer à l'affirmation des particularismes raciaux, socioculturels, nationaux, sexistes, âgistes… dont la violence ne saurait être sous-estimée.

Soucieux de l'hypertrophie de la dimension symbolique qui négligerait la fonction politique des discriminations, les auteurs s'en saisissent. Les textes qui nous sont donnés à lire interrogent alors les termes (des discriminations et des inégalités sociales de la santé qui les sous-tendent) non pas seulement comme notions scientifiques, mais également comme expression des significations politiques, en tant que signifiant social. De ce point de vue, ce que montrent le mieux ces articles c'est que discriminations et inégalités incarnent une différence, réelle ou imaginaire, qui fonctionne comme un signe de société. Ce qui importe alors, ce n'est pas tant la différence, que l'organisation pragmatique et représentationnelle qui lui confère une existence sociale : un rôle, un statut, des modalités pratiques de déploiement, etc. C'est la figure du discriminant et du discriminé plutôt que la « nature » de la discrimination qu'il convient alors de cerner. En ce sens, la xénophobie, le racisme, l'âgisme, le sexisme,... dans l'univers des soins, doivent être compris dans leur spécificité socio-historique et politique.

Les références naturalistes des discours raciaux ou racistes, sexistes, âgistes etc. ne doivent pas tromper : la dimension politique est première. En scrutant les discriminations, les auteur.e.s questionnent le postulat des inégalités qui se niche dans leur fondement et s'érige en valeur – venant ainsi légitimer leurs expressions politiques. En effet, si les discriminations se donnent comme croyances, elles se donnent aussi comme vision politique. De ce point de vue, la question des discriminations est à cheval sur la science et la cité (ou pour ainsi dire la politique et la citoyenneté). C'est pourquoi les auteur.e.s envisagent la question des discriminations comme une construction sociale, ce qui ne nie en rien son expression biologique.

Quoi qu'il en soit, les discriminations témoignent en faveur de l'existence des inégalités sociales de la santé qui les traversent et les constituent. Si les analyses proposées font la part belle aux discriminations racistes, les auteurs ne manquent pas de recueillir la pluralité des expériences discriminatoires et, ce faisant, ils mettent en évidence les multiples visages des inégalités sociales de la santé, depuis les moins renseignées (car difficiles à déloger) jusqu'aux plus significatives. Les inégalités sociales de la santé offrent alors le terreau de la construction de cet espace inventé pour l'autre, alors que les discriminations deviennent le prisme déformant du regard porté sur autrui. Par ce prisme, altérité, stéréotypes et constructions identitaires se fixent sur des pratiques, des institutions, des imaginaires collectifs. La question importante est alors de savoir ce dont ces discriminations font signe.

C'est Marguerite Cognet, sociologue, qui tend la première à répondre à cette question. L'article explore les inégalités en santé et démontre que la restitution de « la preuve » d'un traitement discriminatoire dans le *continuum* des soins cliniques pose plusieurs problèmes au sociologue. Une série est d'ordre conceptuel et concerne la question de la définition des termes employés pour décrire et qualifier un phénomène que l'on observe. Comment définir et appréhender la discrimination ? Quand des discriminations observées sont adossées à l'origine réelle ou supposée ou, plus explicitement, mobilisent des catégorisations raciales, peut-on parler de discriminations racistes ? L'auteure fournit des éléments de réponse à ces questions avec en premier lieu une réflexion sur la singularité d'un objet qui veut cerner les discriminations à raison de l'origine en santé et explicite, tant que faire se peut, les termes d'un tel processus. Marguerite Cognet illustre ses propos par des résultats de recherches réalisées dans des services hospitaliers, notamment psychiatriques.

Puis Renaud De Backer, docteur en sciences politiques et sociales à l'Université de Liège, nous amène en Belgique. Son article questionne l'expérience de sans-abrisme qui se caractérise par un non-recours important aux droits sociaux, notamment en matière de soins de santé. Alors que ce phénomène peut être perçu (par la population générale et par certains professionnels u champ psycho-médicosocial) comme résultant de choix libres, l'auteur montre que les conditions d'existence et l'inadaptation du système de soins à la singularité du public empêchent de poser, réellement, ce choix. À l'instar des tensions actuelles que connaît le secteur du sans-abrisme, le non-recours aux soins s'appréhende de façon ambivalente. En renouvelant le regard qui est porté sur ce phénomène, et plus largement sur le sans-abrisme, à travers l'approche par les capabilités, Renaud de Backer cherche à dépasser les grilles de lecture ressourcistes et utilitaristes, au profit d'une analyse centrée sur la liberté des personnes.

Avec Daria Rostirolla, psychologue et docteure en anthropologie sociale et ethnologie à l'École des Hautes Études en Sciences Sociales, les trajectoires migratoires et les expériences de soin en santé mentale reviennent au galop. L'auteure se propose de réfléchir aux expériences de discriminations dans un contexte de soin particulier : celui de l'intervention clinique en psychiatrie auprès d'un public de personnes migrantes et réfugiées. Ici, la question de la maladie et de la souffrance psychique rejoint celle de la rencontre avec l'altérité, posant une série d'interrogations. Entre autres, ces interrogations appartiennent à la sphère de l'inconscient. L'entremêlement entre représentations de l'autre étranger et de l'autre malade, amène à des actions de soins chargées affectivement. L'auteure montre que lorsque ces affects ne sont pas pensés de manière critique, ils peuvent produire des pratiques discriminantes de la part des professionnel.le.s, impactant de la sorte les parcours de soins – notamment à travers des processus de dévalorisation et d'exclusion.

Marion Blondel, docteure en droit public, étudie les insuffisances dans le domaine de l'accès à la santé, des étrangers non européens soumis à une mesure d'éloignement, par une analyse comparée de la législation française et de la jurisprudence de la Cour européenne des droits de l'homme. L'article explore la tendance au durcissement des mesures d'éloignement d'un étranger malade, tant dans l'ordre européen que dans l'ordre interne, et montre comment la jurisprudence de la Cour européenne adoube la pratique de certaines préfectures françaises qui instrumentalisent l'avis médical relatif à ces situations d'éloignement, à des fins de régulation des flux migrations. L'auteure étudie en particulier la place des médecins référents (médecin de l'Agence régionale de santé et médecin-conseil des ambassades) dans la procédure d'éloignement. Marion Blondel montre comment dans un contexte de « crise », l'étranger, de surcroît malade, fait doublement figure d'Autre. Ses droits les plus fondamentaux, comme l'accès à la santé, sont alors questionnés, voire niés par certains discours politiques xénophobes. Sous ces influences, le droit peine à assurer sa mission de protection de l'individu, alors que la politique de l'éloignement agit dramatiquement sur l'état de santé des certains étrangers, rendus encore plus vulnérables par l'application du droit.

Gaëlle Donnard et Émilie Jung déplacent le regard du côté professionnel de santé et examinent dans quelle mesure et de quelle manière les discriminations interrogent les pratiques des soignant.e.s. L'article porte sur l'association Migrations Santé Alsace et l'Observatoire Régional de l'Intégration et de la Ville et interroge en particulier la mise en place pendant deux ans d'un groupe de travail pluri-institutionnel autour des discriminations liées à l'origine, dans le domaine du soin. Dans un premier temps, les auteures présentent le double objectif de cette action associative : repérer les discriminations et les traitements différentiels rencontrés tout au long du parcours de soins et réfléchir aux pistes d'action pour prévenir ces phénomènes. Dans un deuxième temps, et après une présentation de la démarche, l'article se propose de rendre compte des différents angles d'approche issus de la réflexion, s'attardant tant sur les relations soignant.e.s/soigné.e.s que sur les logiques systémiques liées à l'organisation du système de soins, sans omettre les enjeux organisationnels liés au travail et à l'économie de la santé. Enfin, les auteures reviennent sur les premiers résultats et exposent les perspectives de travail envisagées.

Comme indiqué au début de l'introduction, en rédigeant cet appel à articles, nous avions envisagé couvrir de grandes thématiques contemporaines des enjeux de santé, comme le processus de médicalisation/pathologisation de l'existence, à l'aune des inégalités sociales de santé dans ce qu'elles portent en elles de la relation soignants/soignés, de l'intime et du public, du genre, du « vieillir » ou encore des stigmatisations des corps. Or, à la lecture des textes des auteurs qui ont contribué à la production de ce numéro, les enjeux du soin en lien avec l'expérience migratoire se sont très vite révélés être un sujet majeur qui semble couvrir une partie importante des préoccupations actuelles autour de la notion de discrimination. En effet, le rapport à la santé conjugué à d'autres dimensions – d'ordre socio-culturel, économique et/ou politique –, montre combien la prise en charge de ces patients est complexe et nécessite une prise en compte d'un faisceau de problématiques entrelacées. Les déprises cumulées face aux attendus des logiques de santé dont attestent les trajectoires de santé de ces patients, sont alors autant de surprises biographiques, institutionnelles ou géographiques qui les appellent à « se reprendre ». C'est entre autres pour cela que ces thématiques font l'objet d'une articulation particulière avec la notion de territoire et celle des politiques publiques d'accès aux soins

Mais ces mêmes thématiques se prêtent aussi à l'approche expérientielle du sujet qui permet de déplacer les cadres pensés des discriminations et de les réinterroger sous l'angle des récits des patients. Souvent analysée du côté de l'expertise, cette relation aux soins du point de vue des patients a été peu pensée en ce qu'elle est le fruit d'une nécessité souvent induite par des rapports discriminants avec les acteurs de la santé. Or, force est de constater que le savoir expérientiel des patients migrants permet d'appréhender les discriminations sous un nouvel angle, déployant l'étendard des expériences de discrimination dans le domaine de la santé. Dès lors, il s'agit d'observer les mises en œuvre des pratiques discriminantes sans écarter les affectologies qu'elles produisaient sur les acteurs (qu'ils soient soignant.e.s ou soigné.e.s). Par « affectologie », il faut conjointement entendre une attention particulière à « ce qui affecte », ce qui est de l'ordre des émotions, mais aussi ce qui relève des « affections » au sens des différentes caractéristiques de santé qui peuvent convoquer des savoirs et des mobilisations singulières.

Ainsi interrogés, les processus de légitimation de l'expérience de discrimination des malades se déplacent au sein des controverses et font actualité prenant appui, là encore, sur les savoirs expérientiels. La thématique de la santé des migrants, le sans-abrisme, ou encore le droit à la santé pour les personnes transgenres sont alors placés au centre. C'est au travers de ces réflexions proposées au sein du présent numéro, que l'éthique rencontre la question de la lutte contre les discriminations.

Bibliographie

Aïach P. et Fassin D. (2004), « L'origine et les fondements des inégalités sociales de santé », *Revue du Praticien*, n° 54, pp. 2221-2227.

Bertossi C. et Prud'homme D. (2011), *La « diversité » à l'hôpital : identités sociales et discriminations,* (Synthèse du rapport de l'IFRI sur les discriminations en établissements hospitaliers), Centre Migrations et Citoyennetés de l'IFRI, 11 p.

Carde E. (2007), « Les discriminations selon l'origine dans l'accès aux soins », *Santé Publique*, n° 2, pp. 99-109.
DOI : 10.3917/spub.072.0099.

Cognet M., Gabarro C., Adam-Vézina É. (2009), « Entre droit aux soins et qualité des soins », *Hommes et Migrations*, n° 1282, pp. 54-65.
DOI : 10.4000/hommesmigrations.443.

DOSSIER : SANTÉ ET DISCRIMINATIONS

Du traitement différentiel à la discrimination raciste dans les pratiques cliniques

Martine COGNET[1]

Marguerite Cognet, chercheure du laboratoire URMIS (UMR IRD & CNRS), est spécialiste de la sociologie des relations ethniques et du racisme. Elle a mené plusieurs recherches en France et au Canada sur ces questions en lien avec le domaine de la santé. Elle a publié plusieurs articles sur le sujet dont « Pratiques infirmières. Façons de voir et façons de faire dans les services de santé canadiens » dans la revue *Migrations Santé* (2013, n° 146-147), « Santé des migrants en France : l'effet des discriminations liées à l'origine et au sexe » dans la *Revue Européenne des Migrations Internationales* (2012, vol. 28, n° 2), « Le conflit : un élément dynamique des situations cliniques interethniques » dans un numéro de la revue *Anthropologie et sociétés* consacrée à l'ethnographie hospitalière (2013, vol. 37, n° 3) et « Migration et état de santé » paru dans Blum, Le Coat et Eberhard, *Les immigrés en France* (vol. 5392-93) à la Documentation française.

Introduction

Depuis une décennie, il est devenu plus difficile en France de nier la réalité des discriminations à raison des origines (Boubaker, 201 ; Fassin, 2002) et leurs effets dans l'exercice de la vie quotidienne des personnes qui se trouvent, individuellement et collectivement, assignées à des identités sociales discréditées, même si la levée du déni n'interdit pas diverses formes de dénégation (Fassin, 2006). Cette prise de conscience a favorisé l'essor de travaux sur la discrimination et les chercheurs français s'attachent aujourd'hui à combler le retard pris sur la production anglo-saxonne. Néanmoins, à ce jour, ces

[1] Enseignante Chercheure, UFR Sciences sociales, Université Paris Diderot, Laboratoire URMIS (UMR IRD 205), marguerite.cognet@univ-paris-diderot.fr.

recherches restent circonscrites aux domaines du travail, de l'éducation ou du logement (Cédiey et Foroni, 2006 ; Dhume, 2014 ; Pan Ké Shon et Scodellaro, 2011). Dans le champ de la santé les études de la discrimination à raison d'une origine portent surtout sur l'accès aux droits de soins, et sur l'accès pratique réel (Carde, 2006 ; Fassin, Carde, Ferré et Musso-Dimitrejevic, 2001 ; Maille et Toulier, 2010 ; Médecins du Monde, 2006). Pour ce qui est de la qualité des soins, les études n'incluent que rarement un volet sur la perception de la discrimination (Hamel et Moisy, 2010). Les observations en milieu clinique s'intéressant à l'impact des représentations des soignants sur les soins qu'ils dispensent à des patients catégorisés au nom d'une origine étrangère, sont encore plus rares, et cet état de fait, lui-même, mérite d'être questionné.

Appréhender les inégalités en santé et faire « la preuve » d'un traitement discriminatoire dans le *continuum* des soins cliniques posent deux types de problèmes au sociologue. Le premier est principalement d'ordre conceptuel et concerne la question de la définition des termes employés pour décrire et qualifier le phénomène que l'on observe. Autrement dit, quand des différences de traitement sont observées et qu'elles sont adossées à l'origine, réelle ou supposée[2] ou, plus explicitement, mobilisent des catégorisations « raciales », peut-on parler de discriminations ? Et si oui, peut-on qualifier ces discriminations comme racistes ? Le deuxième type de problème relève plutôt du dispositif méthodologique. Comment déterminer qu'un traitement différent entre deux patients n'est pas un traitement inéquitable mais relève bien d'une décision fondée en clinique ? Quelle démarche est la plus pertinente pour examiner un ensemble complexe de facteurs susceptibles d'influencer des orientations et décisions médicales ? Qu'est-ce que le chercheur met en œuvre pour collecter et traiter des données ? La confrontation d'analyses quantitatives et qualitatives des données, peut-elle concourir à l'administration de la preuve des discriminations ? Nous allons ici tenter d'éclaircir les premières questions.

---

[2] Il importe peu que cette origine soit réelle ou pas, car ce qui est jeu dans les interactions sociales n'est pas le fait que les individus aient une origine étrangère objectivable par leur lieu de naissance, voire celui de leurs parents, mais bien qu'ils soient supposés et assignés l'avoir, et par ce fait, maintenus dans une altérité plus ou moins radicale.

Dans un premier temps, nous examinerons en quoi la santé peut être un objet singulier, que les spécialistes des études de la discrimination écartent plus aisément que d'autres. Ce faisant, nous discuterons les termes dans lesquels peut se poser un tel procès. Dans un deuxième temps, en nous appuyant sur les travaux que nous dirigeons depuis plusieurs années, en particulier sur une enquête réalisée dans des services hospitaliers spécialisés en maladies infectieuses (Cognet *et al.*, 2009), nous examinerons les effets induits par les catégories de « race » sur les trajectoires thérapeutiques. Enfin, à partir de ces enquêtes, nous discuterons des conditions qui permettent aux « discriminateurs » d'agir de la sorte.

1. Appréhender les discriminations dans les soins de santé

Dans un de ses articles, D. Fassin (Fassin, 1998) avançait que la discrimination constituait un déterminant majeur de la santé des populations d'origine étrangère et de toutes les personnes qui, en raison de leur apparence, de leur patronyme ou de caractéristiques X ou Y, sont présumées comme telles. Néanmoins, si la société française a fini par reconnaître que, des groupes de personnes pouvaient être discriminés en raison de leur sexe, de leur handicap, de leur orientation sexuelle, de leurs origines familiales, de leur culture et/ou de couleur de peau, il n'en reste pas moins que les liens entre discrimination à raison de l'origine et santé sont difficiles à appréhender tant ils peuvent être complexes. D'un côté, la santé devrait pouvoir faire l'objet d'investigation comme toutes les autres sphères de l'activité sociale où s'actualisent les idéologies et représentations racistes et où se déploient des pratiques discriminatoires. De l'autre, c'est un champ qui s'y dérobe souvent. La santé, elle-même, a longtemps échappé aux investigations sociologiques[3] mais cette caractéristique est-elle suffisante pour expliquer la résistance des discriminations à l'examen ? C'est un point qui mérite attention.

---

[3] Si aux États-Unis, elles prennent essor dans les années 1950, en France il faut attendre le milieu des années 1970 pour que le champ où se concentrent pourtant de multiples inégalités sociales, gagne en légitimité (Carricaburu & Ménoret, 2004).

1.1 Discrimination et santé. La singularité d'un objet « ordinaire »

Les problèmes d'investigation d'un objet à la charnière du racisme tiennent à la fois aux difficultés propres à l'étude des discriminations, et à la particularité du champ qu'est la santé. D'une part, les différents motifs de discrimination prohibés par la loi peuvent s'enchevêtrer avec des différences biologiques que nous pensons le plus souvent « naturelles », telles les différences de sexe. Ensuite, la discrimination peut s'insinuer à différents moments de la vie des personnes et peut donc être la cause tout autant que la conséquence d'une mauvaise santé. Vient également le fait que la discrimination, non seulement ne procède pas systématiquement d'une intentionnalité[4] de nuire, mais peut aussi relever d'une intention de « bien » faire – cas des plus fréquents dans les soins de santé. Notons aussi que la santé est certes, un domaine comme peuvent l'être, *a priori*, le travail, l'éducation, le logement, la justice, etc. mais également un champ où se déploie une série de critères de discrimination[5]. Enfin, les inégalités en santé, même quand elles sont pensées comme relevant des inégalités sociales, sont, une fois le sexe et l'âge contrôlés, la majorité du temps interprétées en termes de niveaux d'éducation et/ou d'inégalités socio-économiques. Or, niveau d'éducation et inégalités socio-économiques peuvent cacher d'autres déterminants dont les discriminations à raison des origines. Parallèlement, la recherche empirique sur les discriminations en matière de santé et de soins peut se trouver compliquée en situation d'enquête par le fait qu'elle relève de l'intimité des personnes et du domaine des émotions. On y traite de la vie et de la mort, mais aussi de maladies plus ou moins « nobles », les problèmes de santé n'étant pas dépourvus de connotations morales[6] avec lesquelles un enquêteur n'est pas toujours à l'aise ou considère que ce n'est pas tout à fait un « monde » comme les autres[7]. Par

---

[4] Loi n° 2001-1066 du 1er novembre 2001 relative à la lutte contre les discriminations.

[5] Sur les vingt-trois critères prohibés, sept sont liés à la santé (état de santé, grossesse, handicap, caractéristiques génétiques, etc.).

[6] Cf. les discours sur les pratiques à risque qui ont pu autoriser J.-M. Le Pen à évoquer des projets de sidatorium et d'aucuns à faire des liens explicites avec la peste et le châtiment divin ; mais aussi les questions posées de façon récurrente sur l'irresponsabilité des individus adoptant des comportements à « risque » que la société pourrait ne plus pouvoir (vouloir) assumer financièrement.

[7] Il est à ce titre significatif, dans les équipes de sociologues et d'anthropologues, d'entendre des chercheurs déclarer qu'ils « *ne savent pas bien aborder cette*

ailleurs, il en va de la relation de soin entre les médecins et les malades comme de celle entre confesseurs et pécheurs, soit une relation qui s'actualise dans un colloque singulier, sous le sceau du secret, ce qui permet difficilement aux patients d'objectiver la façon dont ils sont reçus.

L'ensemble de ces points concourt à faire de la santé un objet singulier pour étudier les discriminations à l'endroit de patients qui, au cours de leurs trajectoires de soins, en raison de leur supposée origine, se trouvent catégorisés dans un groupe dit « ethnique » ou « racial ». Ceci dit il nous faut éclaircir deux points. Le premier consiste à préciser ce que nous entendons par discrimination dans le domaine des soins. Le deuxième à préciser en quoi de telles discriminations revêtent un caractère raciste.

1.2 Définir les discriminations dans les soins

Depuis les années 1990, les différents travaux que nous avons menés dans des services hospitaliers nous ont conduits à chercher à comprendre ce qui présidait aux décisions médicales et aux orientations cliniques dans le suivi de personnes pouvant être ethnicisées ou racisées au nom d'une supposée origine – en particulier celles qui sont catégorisées comme « africaines » ou « noires », « maghrébines », « nord africaines » ou « arabes » – ces catégories étant à la fois les plus couramment évoquées, mais aussi celles qui renvoient à l'histoire coloniale de la France. Nous pouvions observer des différences de traitement entre elles et d'autres patients qui ne font pas l'objet des mêmes types de classement et ces différences n'apparaissaient pas toujours justifiées cliniquement par les états de santé (incluant les intolérances au médicament ou tout autre élément relevant de cet ordre clinique).

Au vu de nos observations et en nous appuyant sur les travaux de D. Lochak et ceux de E. Carde, nous avons défini la discrimination en santé comme mise en œuvre d'un *traitement différentiel illégitime* et *arbitraire* (Carde, 2006, 2007 ; Lochak, 1987). Autrement dit, il faut non seulement que les individus soient traités différemment (y compris dans le recours aux soins et le cours des trajectoires

---

question » ou « *qu'ils n'y connaissent rien* » comme si le sociologue ou l'anthropologue maîtrisait toujours très bien les autres domaines que sont le travail, l'école ou la justice…

thérapeutiques en milieu clinique), mais aussi, que cette différence de traitement soit « illégitime » – c'est-à-dire que sa justification ne soit pas acceptable parce qu'elle ne concorde pas avec l'objectif visé et les moyens mis en œuvre[8] – et donc privative[9] et « arbitraire » – c'est-à-dire fondée sur des postulats qui présupposent des prédispositions, des comportements ou des capacités sur la base de critères subjectifs, de préjugés ou de stéréotypes. C'est ainsi le cas des erreurs de diagnostic de l'anémie falciforme chez des individus qui, parce qu'ils sont vus comme « blancs », ne sont pas repérés comme population à forte prévalence et ne font pas l'objet de dépistage (Anderson, Moscou, Fulchon et Neuspiel, 2001). Ce type d'erreur de diagnostic s'apparente à un traitement au faciès ou encore à ce qu'on appelle, dans le corps judiciaire, le « profilage racial ». Les conséquences de ces diagnostics, reposant moins sur l'investigation clinique que sur la présomption du médecin quant à la présence/absence d'une maladie ou d'un risque chez un patient à partir de son origine supposée, peuvent être graves, voire fatales au patient (Braun *et al.*, 2007 ; Caldwell et Popenoe, 1995 ; Kroch, Brailer et Terasawa, 2003 ; Witzig, 1996). Précisons que le traitement différentiel discriminatoire en santé renvoie, pour nous, tout autant à un manque de soin qu'à un surinvestissement thérapeutique que l'observation clinique et les données biologiques seules ne justifient pas.

1.3 Les discriminations raciales sont-elles des discriminations racistes ?

Une fois établi ce qu'est une discrimination en santé, nous pouvons encore nous demander en quoi les discriminations à raison de l'origine présentent un caractère raciste. Autrement dit, est-ce que toute discrimination fondée sur une supposée appartenance à une « ethnie »

---

[8] Conformément à la jurisprudence européenne en matière de discrimination, en 2006, la Haute Autorité de Lutte contre les Discriminations et pour l'Égalité (HALDE), après avoir été saisie par la Direction Générale de la Santé (DGS) concernant la vaccination et le dépistage ciblé de la tuberculose chez certaines populations, notamment en fonction de l'origine géographique, a donné un avis favorable à ces mesures considérées comme non-discriminatoires parce que mettant en place des moyens proportionnellement justes avec un objectif légitime, soit la protection de la santé publique.

[9] La Convention internationale sur l'élimination de toutes les formes de discrimination raciale, signée par la France en 1971, stipule que la distinction ou la différence de traitement n'est pas constitutive à elle seule d'une discrimination, il faut encore prendre en considération *ses effets*.

ou une « race » est *de facto* une discrimination raciste ? La chose fait débat.

Parler de « discrimination raciste » au lieu de « discrimination raciale » est initié par V. De Rudder[10] pour traiter des discriminations qui s'appuient sur l'idée de « race », que celle-ci s'accompagne explicitement ou non d'une idéologie raciste. « *Une première raison théorique, tient au fait que l'univers de la "race" relève tout entier du racisme, puisque c'est ce dernier qui en a inventé l'idée même. (...) La forme adjectivée "racial(e)"... participe de l'objectivation de l'idée de "race" et "préserve" le racisme lui-même en le cantonnant dans le registre de la seule idéologie. Ne lit-on pas couramment aujourd'hui, qu'il existe des discriminations raciales sans racisme ? Un tel énoncé renvoie au fait que certains acteurs individuels ou collectifs ne professent pas l'idéologie raciste et sont même "inconscients" des conséquences de leurs actes, ce dont personne ne disconvient. Mais, subrepticement, ils nient, en tout cas relativisent, l'effet d'ordonnancement inégal et hiérarchique que ces pratiques produisent ou perpétuent. Plus personne, sans doute, n'oserait aujourd'hui nier que les discriminations dites désormais de "genre" (et non plus "sexuelles") participent directement d'un ordre social sexiste. Disons-le tout net : nous comprenons mal la pudeur qui empêche de nommer "raciste" ce qui est l'essentiel du racisme : non pas les préjugés, les représentations, les attitudes, mais les inégalités "groupales" assises sur la privation d'universalité qu'organisent concrètement, de l'échelle macrosociale à l'échelle microsociale, les traitements différentiels informés par l'idée de race.* » (De Rudder et Vourc'h, 2006, p. 177-178). Pour V. De Rudder comme pour C. Guillaumin (2002), la race est une catégorie sociale et, de ce fait, n'a lieu d'être invoquée que par racisme : « *la race n'a de sens que raciste* » (De Rudder, 1985, p. 54).

Le choix et le jeu des termes *racial* et *raciste* pour parler des discriminations, sont ainsi loin d'être strictement sémantiques. L'emploi du terme « racial » occulte implicitement, si ce n'est explicitement, les acteurs et élude la responsabilité de la production

---

[10] Le terme apparaît pour la première fois en 1995 (De Rudder V., Tripier M., et Vourch'h F., 1995). Néanmoins plusieurs des textes antérieurs de l'auteure traitent du concept de « rapport social raciste » où les discriminations, de l'ordre des actes, sont la face matérielle de ce rapport.

des discriminations – et au-delà des inégalités sociales – en postulant ce que C. Guillaumin appelait le « *déterminisme endogène* » où « *la marque naturelle est supposée être la CAUSE intrinsèque de la place qu'occupe un groupe dans les rapports sociaux* » (Guillaumin, 1992a, p. 183). Ce qui revient à prétendre que les inégalités trouvent leur origine, leur causalité dans les caractéristiques (somato-bio ou physiologiques, psychologiques ou culturelles) du groupe social. Le discriminé est tout à la fois victime et responsable de sa situation. Soutenir ici qu'il n'y a pas de discriminations raciales qui ne soient pas des discriminations racistes, revient à inverser ce processus. Nous parlerons donc, dans la suite de cet article, de discriminations racistes pour parler des discriminations en santé (telles que définies plus haut) informées par l'idée de race.

Toutes ces discriminations s'adossent à l'idée d'une altérité biologique, psychologique ou culturelle plus ou moins radicale (Guillaumin, 1992a) et résultent d'un rapport de pouvoir. Celui-ci trouve à se dissimuler dans la production de catégories sociales réifiées en catégories naturelles. La production elle-même de ces catégories et celle de leur naturalisation visent en réalité la justification et la pérennité de ces rapports de pouvoir et de l'ordre social établi. « *Idéologiquement cachée, la forme "naturelle", qu'elle soit de sens commun ou déjà institutionnalisée, est au centre des* moyens techniques, *dont usent les rapports de domination et de force pour s'imposer aux, et garder l'usage des, groupes dominés* » (Guillaumin, 1992a, p. 192). L'idée de « race » et, *a fortiori*, l'idéologie qui fonde la hiérarchisation des « races » supposées, posent les bases d'un ordre social raciste. Au final, ce ne sont pas les différences entre des supposées « ethnies » ou « races » qui sont significatives (les différences entre les individus sont innombrables) mais bien plutôt les valeurs positives ou négatives accordées aux marqueurs qui les « disent » et en ce qu'elles servent à maintenir les hiérarchies sociales qu'impose cet ordre. Par exemple, l'anthropologue américaine E. Martin montre qu'aux États-Unis, l'état maniaque des psychoses bipolaires a souvent été associé de manière négative aux individus catégorisés comme « noirs » qui sont vus comme irrationnels et manquant de contrôle, alors que l'on trouve des associations positives quand il s'agit d'individus repérés comme « blancs » où le même état maniaque est décrit en termes d'énergie électrique et jubilatoire (Martin, 2007).

Pour la suite de cet article nous retenons la définition suivante : « *tout traitement différentiel en santé, illégitime et arbitraire, adossé à des catégorisations fondées sur la "race", indépendamment de l'intentionnalité et qui a pour effet de compromettre la qualité des soins ou les conditions d'égalité d'accès à des ressources sanitaires procède de discriminations racistes* ».

2. Discriminations racistes dans les services hospitaliers

Nos travaux sur les discriminations en santé partent d'observations répétées dans des services hospitaliers psychiatriques (Cognet, 1999). Parmi celles-ci, au début des années 1990 nous avions relevé une augmentation assez marquée d'hospitalisation sous la contrainte de jeunes hommes que l'on appelait alors « *de deuxième génération d'immigrés* » pour bien signifier leur extériorité à la nation française ; une jeunesse que l'on ne voyait pas encore comme à risque de se radicaliser, mais comme des déviants à caractère psychopathique. La psychiatrie avait mission de les contenir à défaut de les rééduquer[11]. Une fois hospitalisées, ces personnes auraient pu espérer recevoir un traitement de qualité égale à celui de n'importe quel autre patient présentant les mêmes symptômes. Or, le discrédit dont elles bénéficiaient dans la société française comme « beurs », « maghrébines », « arabes » ou « noires », retrouvait à l'intérieur, rejoignant le sort de ceux souvent qualifiés sous ces vocables ou sous celui de « nord'Af ». Les discriminations qu'elles vivent vont des vexations quotidiennes à des privations de droits. Par exemple ceux qui demandent un régime cacher ou hallal s'en voient souvent privés. « *J'en ai marre de ces Nord'Af, j'y comprends rien avec ces feuilles de régime* » ; « *Ils demandent leur régime quand ça les arrange. Ils sont rusés et tu te fais toujours avoir* », sont des réflexions fréquentes relevées dans les services. Outre, que les réelles ou supposées croyances religieuses des patients conduisent dans les services hospitaliers de psychiatrie – mais nous l'avons également observé en médecine interne, en pneumologie et en endocrinologie – à des regroupements de tables ou de chambrées, les soignants s'en plaignent en raison de la charge de travail supplémentaire, ayant l'impression

[11] Nous reconnaissons là l'anatomopolitique (Foucault, 1975).

que le pouvoir est du côté des patients qui n'en feraient qu'à leur bon vouloir.

Mais, les discriminations fondées sur les origines ne s'arrêtent pas là. L'imputation d'une origine à une « race » clairement considérée comme inférieure donne droit à des prises en charge thérapeutiques « particulières ». En psychiatrie, cela se traduit par une administration nettement plus fréquente de traitement par voie injectable quand elle est pour les majoritaires par voie orale. Ce que les soignants justifient en raison de leurs catégories de « race » parce que « *ces patients-là, il faut qu'ils soient traités tout de suite* ». Les patients catégorisés comme « noirs » sont réputés violents, les équipes s'en méfient. Tant et si bien qu'ils ont droit à plus de contention de façon préventive. Nonobstant, une fois que les équipes les connaissent, il n'est pas rare de les entendre les traiter comme de grands enfants naïfs. Mais cela leur vaut encore un traitement « de faveur » puisque leur violence est toujours soupçonnée de resurgir. Aussi, seront-ils davantage surveillés en postcure et leurs consultations post-hospitalisation se feront plus fréquemment à l'hôpital que sur des structures de ville au nom, justement, de la confiance qu'ils « *ont acquise dans l'équipe* ».

Dans une étude plus récente, nous avons comparé les trajectoires thérapeutiques d'une centaine de patients hospitalisés pour une sérologie positive au VIH à partir d'un ensemble de variables relatives à l'état de leur santé, à leurs profils migratoires (47 % sont des migrants et 53 % non-migrants) et leurs origines familiales : 38 % sont en position de majoritaires ; ce sont des Français nés en France métropolitaine de deux parents français, nés eux-mêmes en métropole. Les minoritaires sont principalement des individus nés ou issus de parents nés dans un pays d'Afrique sub-saharienne (41 % de l'échantillon), dans un pays du Maghreb (13 %) ou dans un autre pays étranger notamment en Europe (8 %). Des différences de traitement ont pu être observées entre les patients majoritaires et minoritaires. Les premières concernent la phase du dépistage et l'orientation en services spécialisés. Pour tous les majoritaires et tous les patients d'origine européenne, le dépistage s'est fait à leur demande. Pour les originaires du continent africain, en revanche, le dépistage fut le plus souvent une décision du médecin, parfois à leur insu, en dépit de la loi[12]. Une fois le diagnostic posé, ces mêmes minoritaires sont, dans la

[12] Pour plus de détails sur cette enquête voir notre article (Cognet, 2012).

majorité des cas, dirigés vers un service par le médecin sans qu'ils aient été invités à donner leur avis sur le choix de l'établissement ni que clairement leur ait été expliqué qu'ils pouvaient demander une confirmation du diagnostic auprès d'un autre médecin. Sans remettre en cause les compétences médicales et le fondement clinique qui ont présidé aux décisions prises à l'endroit des personnes séropositives, nous ne pouvons que constater qu'à cette étape de la maladie, les marges de négociations sont, d'ores et déjà, bien différentes selon les origines des uns et des autres. La trajectoire thérapeutique des majoritaires procède des choix qu'ils font au fur et à mesure. Ils participent à son tracé en véritables acteurs de leur vie. Pour les minoritaires, c'est apparemment moins vrai. Plus dirigés qu'invités à prendre part aux décisions cliniques, ils sont davantage placés sous l'autorité des soignants qui peuvent aller jusqu'à décider pour eux, sans leur demander leur avis ni même les informer, dès le début du parcours. Ce traitement différentiel se répète tout au long du *continuum* des soins.

Dans les services hospitaliers, ces mêmes patients ont une plus grande probabilité d'être soupçonnés de mal ou de ne pas prendre leurs médicaments et de se voir dirigés vers une consultation d'éducation à « l'observance ». En théorie, la décision d'orienter vers ces consultations s'appuie sur des résultats d'analyse de marqueurs (charge virale, taux de CD4). Mais aujourd'hui, de plus en plus de patients ont une charge virale indétectable et un taux de CD4[13] qui peut rester bas. C'est alors une décision qui repose sur un faisceau de présomptions de non-observance que le médecin peut partager avec l'équipe soignante. Les analyses de régressions, après contrôle de toutes les variables, ont révélé que les individus nés, ou dont les deux parents sont nés dans les pays d'Afrique subsaharienne, avaient 58 fois plus de risque d'être mis sous surveillance que la population majoritaire[14] et les originaires du Maghreb, 16 fois plus[15]. Autrement dit, la prédiction de la mise sous surveillance d'observance est très fortement déterminée par l'origine imputée. De même, l'inclusion dans des protocoles de recherches cliniques (essais thérapeutiques pour de nouvelles molécules ou nouveaux traitements antirétroviraux, études de cohorte ; études physiopathologiques ou épidémiologiques)

---

[13] Ou T4 : cibles du VIH.
[14] Odds Ratio= 58.753 pour p=0.004.
[15] OR= 16.110 et p = 0.055.

est apparue largement déterminée par cette variable, puisqu'elle est quasiment le privilège des seuls majoritaires – 100 % d'entre eux participent au moins à une étude, notamment à des essais thérapeutiques pour de nouveaux traitements. Les hommes nés dans un pays d'Afrique subsaharien ou enfants de parents nés dans un de ces pays ne sont que 20 % dans ce cas. Les femmes de cette même origine ne le sont que si elles sont enceintes car, dans ce cas, elles sont incluses dans des études de cohorte pour surveillance fœtale. Quant aux originaires d'un pays du Maghreb, hommes ou femmes, ils ne sont que 10 % à y participer.

Face aux demandes d'explicitation de ces orientations, les médecins avancent plusieurs arguments. Les raisons qui président à l'orientation en consultation d'éducation à l'observance sont à peu près les mêmes que les motifs qui font qu'ils proposent à certains de participer à une étude quand pour d'autres, ils ne jugent même pas utile de leur en parler. Le raisonnement est circulaire et, pour paraître *a priori* plausible, il résiste mal à l'analyse. Ainsi, les médecins considèrent que pour participer à une recherche clinique – qui pour certaines, notamment les essais thérapeutiques peuvent être assez contraignantes (suivre strictement une posologie, se prêter à des contrôles de dosage, suivre un régime, etc.) – il faut faire preuve de très bonnes capacités d'observance, même si toute la littérature atteste que les déterminants de l'observance sont complexes et absolument imprévisibles[16]. Selon leurs conceptions, *exit* des recherches cliniques tous ceux qui sont soupçonnés d'inobservance, mais aussi tous ceux dont ils pensent qu'ils pourraient l'être à un moment donné. Or ceux qu'ils catégorisent comme « Africains » sont, disent-ils, « *plutôt observants* » mais, dans le même temps, ils estiment qu'ils sont les plus « à risque » de ne pas ou de ne plus l'être : « *Les patients africains, ils ont tendance à partir, ils font un peu ce qu'ils veulent* » ; « *ils consultent à l'africaine* ». Ils n'ont donc à peu près aucune chance de se voir inclus dans ces études tant pour des raisons que les médecins présentent comme d'ordre socio-économique (« *leur priorité c'est trouver du travail, avoir des papiers* »), que pour les traits cognitifs et culturels qu'ils leur attribuent (« *ça ne sert à rien de leur en parler* [des recherches cliniques], *parce que ce n'est pas dans leur culture* »). Et comme en psychiatrie, la conviction d'être en

[16] Pour cette question, voir notre rapport sur l'observance (Cognet *et al.*, 2010).

présence de patients ayant un grand écart culturel inquiète les médecins qui ont tendance du coup à vouloir les « cadrer » : « *pour ce genre de patients, moi j'augmente en flèche le nombre de consultations.* (…) *Je les fais venir beaucoup plus souvent que je ne devrais, pour être sûr que tout est bien compris et suivi !* ».

Dans tous ces services, les soignants adaptent leurs pratiques à l'endroit des patients selon qu'ils les classent dans telle ou telle origine. Pour eux, ces adaptations visent à « faire au mieux » pour chacun des malades qu'ils suivent. Dans la mesure où ces adaptations prennent appui sur des catégories de « race » qui font évidence, elles conduisent à la mise en œuvre de traitements différentiels, pratiques qui même au nom de l'intention de « faire au mieux », procèdent de discriminations racistes.

3. Ancrage cognitif et culturel des discriminations racistes

Si les soignants sont en position d'agir comme tel, et de discriminer la population qu'ils suivent comme nous venons de le décrire, c'est parce qu'ils disposent de ressources cognitives (des façons de penser et de classer, autrement dit, une représentation opératoire de la réalité à partir des perceptions, susceptible de donner cohérence aux raisonnements et guider les actions), et/ou culturelles (comme les catégories « raciales » instruites par l'épidémiologie). Ces ressources fondent à leurs yeux la pertinence de raciser des individus dans des catégories qu'ils tiennent pour acquises. La « race » est une dimension qu'ils évoquent spontanément, même quand c'est pour dire qu'ils ne sont pas racistes : « *les médecins* [dans les services de VIH] *sont un peu plus ouverts d'esprit* [que leurs collègues des autres spécialités], *entre le sexe, la drogue, la race, les comportements. Je ne dis pas que c'est parfait, mais je pense qu'il y a une plus grande tolérance* » ou qu'ils le sont de façon nuancée « *Il* [un collègue infirmier] *pense que je suis raciste mais c'est pas vrai. Enfin je n'aime pas les Arabes… mais j'ai rien contre les noirs* ». Mais, c'est également parce qu'ils disposent de ressources symboliques (la position de pouvoir social telle qu'elle prend forme, par exemple, dans les relations soignants/soignés mais aussi dans des rapports majoritaires/minoritaires) qu'ils peuvent se montrer, *a priori,* ouverts, généreux, vertueux et responsables : « *On peut quand même pas accueillir tout le monde, quelles que soient sa race, son origine* », déclare un chef de service. Enfin, c'est aussi parce qu'ils maîtrisent des conditions organisationnelles (règles locales, façons de faire d'un service qui constituent autant de règles d'usage qui s'imposent comme des normes à partir desquelles les uns et les autres sont évalués), et institutionnelles (textes qui encadrent les exercices, les politiques publiques).

C'est finalement un ensemble combiné de ces différentes ressources qui permet aux soignants de penser comme ils pensent et de faire ce qu'ils font. Nous retrouvons la logique et les fondements d'« *une société en ordre* » que C. Guillaumin définissait comme un « *système de signification* » au sein duquel elle discernait trois paliers successifs :

1) Une perception populaire, plus ou moins explicite, des phénomènes sociaux. Elle peut être assez largement inconsciente. En quelque sorte, le niveau du « c'est », *c'est ainsi que sont les choses.*

2) Le « démontage » explicatif – ou de type scientifique – qui tente d'établir une chaîne causale entre ces mêmes phénomènes et procède donc à une séparation et une identification des éléments en cause. Ce niveau serait celui du « parce que ».

3) L'étage, enfin, de la doctrine politique, dont le but est de gouverner (et qui parfois y parvient). La doctrine prescrit la conduite qui doit découler de la « connaissance » des faits. Ce serait le niveau du « donc… ». (Guillaumin, 1992b, pp. 22-23).

Conclusion

Nos études témoignent de l'existence des discriminations racistes en santé mais également la complexité de leur analyse. Elles montrent, sans doute, l'importance de dissocier les effets des intentions. Car les intentions des soignants sont, *a priori*, des plus louables : il s'agit de « faire au mieux » en fonction de ce qu'ils savent et perçoivent du patient. Il reste que la discrimination raciste n'a pas nécessairement besoin de s'exprimer de façon hostile. « *Le caractère hostile du racisme, considéré comme obligatoire, rejette dans l'ombre d'autres formes de la conduite raciste.* » (Guillaumin, 2002, p. 103). La perception, la désignation de l'autre et son assignation dans ce qui le constitue comme différent, et qui justifieraient qu'on le traite différemment n'ont pas systématiquement besoin d'être formellement agressives pour relever du racisme. Et, il en va ainsi, en santé comme dans d'autres espaces sociaux.

Bibliographie

Anderson M. R., Moscou S., Fulchon C. et Neuspiel D. (2001), « The Role of Race in the Clinical Presentation », *Family medicine*, pp. 430-434.

Boubaker N. (2001), « Discriminations raciales : un début de reconnaissance publique », *Accueillir* n° 226, pp. 11-17.

Braun L., Fausto-Sterling A., Fullwiley D., Hammonds E. M., Nelson A., Quivers W., Shields A. E. (2007), « Racial Categories in Medical Practice: How Useful Are they ? », *PLoS Medicine*, n° 4(9), pp. 1423-1428.

Caldwell S., Popenoe R. (1995), « Perceptions and misperceptions of skin color », *Ann Intern Med*, n° 122, pp 614-617.

Carde E. (2006), *Les discriminations selon l'origine dans l'accès aux soins. Étude en France métropolitaine et en Guyane française*, thèse doctorale, Université Paris XI.

Carde E. (2007), « La discrimination selon l'origine dans l'accès aux soins », *Revue de la société française de santé publique*, n° 19(2), pp. 99-109.

Carricaburu D., Ménoret M. (2004), *Sociologie de la santé. Institutions, professions et maladies*, Armand Colin.

Cédiey E., Foroni F. (2006), *Les discriminations à raison de « l'origine » dans les embauches en France. Une enquête nationale par tests de discrimination selon la méthode du BIT*, Genève : Bureau International du Travail.

Cognet M. (1999), *Migrations, groupes d'origines et trajectoires : vers une ethnicisation des rapports socioprofessionnels ?*, Presses Universitaires du Septentrion.

Cognet M., Bascougnano S., Adam-Vezina E. (2009), *Traitement différentiel dans les parcours thérapeutiques. Maladies infectieuses:*

VIH-Sida, tuberculose, Rapport de recherche, DREES-ministère de la Santé et de la Jeunesse.

Cognet M. (2012), « L'hôpital, un ordre négocié à l'aune des origines. « Français » et « Africains » en traitement pour un VIH-sida », *Migrations Santé*, Les migrants face à leur santé : La réappropriation de soi, n° 144-145, pp. 79-110.

Cognet M., Adam-Vézina E., avec la collaboration de Braud R. (2010), *L'observance : Analyse critique des savoirs*, Rapport de recherche, Mission Recherche (DREES-MiRe).

De Rudder V., Vourc'h F. (2006), « Les discriminations racistes dans le monde du travail » *in De la question sociale à la question raciale* (Fassin D., Fassin E. (eds.)), La Découverte.

De Rudder V. (1985), « Du racisme doctrinaire au racisme ordinaire », *Révolution*, Hors série : dossier L'antiracisme, n° 272, pp. 54 58.

De Rudder V., Tripier M., Vourch'h F. (1995), « Les syndicats face aux nouvelles discriminations », *Hommes et Migrations*, n° 1187, pp. 12-22.

Dhume F. (2014), *Entre l'école et l'entreprise : la discrimination en stage. Une sociologie publique de l'ethnicisation des frontières scolaires*, Presses universitaires de Provence.

Fassin D. (1998), « Peut-on étudier la santé des étrangers et des immigrés ? », *Plein droit*, n° 38.

Fassin D. (2002), « L'invention française de la discrimination », *Revue française de science politique*, n° 52(4), pp. 403-423.

Fassin D. (2006), « Du déni à la dénégation. Psychologie politique de la représentation des discriminations » *in De la question sociale à la question raciale* (Fassin D., Fassin E. (eds.)), 1e éd., La Découverte, pp. 133-157.

Fassin D., Carde E., Ferré N., Musso-Dimitrejevic S. (2001), *Un traitement inégal. Les discriminations dans l'accès aux soins*, CRESP, pp. 264.

Foucault M. (1975), *Surveiller et punir, Naissance de la prison*, Gallimard.

Guillaumin C. (1992a), *Race et Nature. Système des marques. Idée de groupe naturel et rapports sociaux, in Sexe, Race et Pratiques du pouvoir. L'idée de Nature* (C. Guillaumin (éd.)), Côté-femmes, pp. 171-194.

Guillaumin C. (1992b), « Une société en ordre. De quelques-unes des formes de l'idéologie raciste », *Sociologie et sociétés*, XXIV(2), pp. 13-23.

Guillaumin C. (2002), *L'idéologie raciste*, 2e éd., Gallimard.

Hamel C., Moisy M. (2010), « L'expérience de la migration, santé perçue et renoncement aux soins », *in Trajectoires et Origines. Enquête sur la diversité des populations en France. Premiers résultats,* (Équipe TeO, Insee & Ined (éds.)), vol. 168, pp. 77-84.

Kroch E. A., Brailer D. E., Terasawa E. (2003), « Racial Disparities in Inpatient Medical Error and Mortality Rates », *Abstr AcademyHealth Meeting*, abstract n° 614.

Lochak D. (1987), « Réflexions sur la notion de discrimination », *Droit social*, n° 11, pp. 778-790.

Maille D., Toulier A. (2010), « Les dix ans de la CMU. Un bilan contrasté pour l'accès aux soins des migrants », *Hommes & Migrations*, n° 1282, pp 24-33.

Martin E. (2007), *Bipolar Expeditions. Mania and Depression in American Culture*, Princeton University Press.

Médecins du Monde (2006), *Je ne m'occupe pas de ces patients*, MdM.

Pan Ké Shon J.-L., Scodellaro C. (2011), *Discrimination au logement et ségrégation ethno-raciale en France*, vol. 171, INED.

Witzig R. (1996), « The medicalization of race: scientific legitimization of a flawed social construct », *Annals Of Internal Medicine*, n° 125(8), pp. 675-679.

« SI LES SOIGNANTS SONT EN POSITION D'AGIR COMME TEL, ET DE DISCRIMINER LA POPULATION QU'ILS SUIVENT COMME NOUS VENONS DE LE DÉCRIRE, C'EST PARCE QU'ILS DISPOSENT DE RESSOURCES COGNITIVES (DES FAÇONS DE PENSER ET DE CLASSER, AUTREMENT DIT, UNE REPRÉSENTATION OPÉRATOIRE DE LA RÉALITÉ À PARTIR DES PERCEPTIONS, SUSCEPTIBLE DE DONNER COHÉRENCE AUX RAISONNEMENTS ET GUIDER LES ACTIONS), ET/OU CULTURELLES (COMME LES CATÉGORIES "RACIALES" INSTRUITES PAR L'ÉPIDÉMIOLOGIE). CES RESSOURCES FONDENT À LEURS YEUX LA PERTINENCE DE RACISER DES INDIVIDUS DANS DES CATÉGORIES QU'ILS TIENNENT POUR ACQUISES »

MARTINE COGNET

Capabilités et sans-abrisme : pour un recours effectif aux soins

Renaud De Backer

Renaud De Backer est chargé de recherches au sein du Relais Social Urbain Namurois (RSUN), structure publique de coordination et d'organisation de la prise en charge du sans-abrisme à Namur (Belgique). Il coordonne également un projet de « Housing First » qui accompagne des personnes sans-abri chroniques atteintes de troubles de santé mentale et d'addiction dans le rétablissement à travers l'accès au logement.

Introduction

Alors que les représentations sociales ont tendance à considérer les personnes sans-abri comme une « population » homogène (en termes d'addiction, de maladie mentale…), leur situation se caractérise avant tout par leur hétérogénéité[17]. Si certaines caractéristiques semblent prépondérantes (surreprésentation d'hommes et de personnes seules notamment), il n'y a ni trajectoire-type, ni profil-type en la matière. Même en ce qui concerne la situation (d'exclusion) de (au) logement, l'hétérogénéité prévaut lorsque l'on évoque ce phénomène comme l'illustre la typologie « ETHOS »[18] qui décline la diversité des

---

[17] On retrouve ainsi en rue des personnes immigrées, des personnes qui ont connu un incident de parcours, des personnes davantage chronicisées par le mode de vie en rue ou encore les « clochards » inscrits durablement dans celle-ci (REA, 2001). Au-delà, toutes les catégories d'âge sont concernées, les niveaux d'éducation peuvent être faibles ou élevés et les raisons qui ont conduit à l'errance, plus ou moins durable, sont multiples (perte d'emploi, absence de statut administratif, rupture sentimentale…).

[18] La typologie ETHOS (créé par la Fédération Européenne des Associations Nationales Travaillant avec les Sans-Abri - FEANTSA) est établie de la façon suivante : 1/ sans abri (en rue ou en hébergement d'urgence) ; 2/ sans logement (en abri mais provisoire dans des institutions ou foyers d'hébergement) ; 3/ en logement

situations d'absence de chez-soi et l'importance de ne pas envisager ce phénomène d'une manière statique ou linéaire. Davantage centrées sur les personnes « en rue », les approches sociologiques[19] insistent sur les dimensions temporelles et de dégradation (sanitaire, relationnelle...) possible, sur le recours plus ou moins important aux services d'aide et sur l'intégration des normes inhérentes à la rue.

Mais, paradoxalement, les difficultés rencontrées au travers de cette expérience de sans-abrisme sont relativement partagées. Dans l'accès aux droits fondamentaux d'abord (droit au logement, droit aux soins de santé...), l'absence de chez-soi s'illustre par son ineffectivité : non-recours[20] aux prestations sociales, exclusion du logement, faible accessibilité à la justice, prévalence à la maladie et mortalité prématurée... En corollaire, les personnes s'inscrivent dans une survie quotidienne qui les pousse à adopter une série de comportements spécifiques (faire la manche, rechercher un abri...) et à vivre l'instant présent, sans pouvoir se projeter dans un futur, tout à la fois proche et lointain. En termes d'existence et de reconnaissance sociale enfin, les personnes sans-abri sont méprisées, stigmatisées et, au fur et à mesure de leur « clochardisation », sont de plus en plus invisibilisées dans l'espace social. Devant les regards fuyants des passants et la violence symbolique d'une société d'abondance, l'abandon de soi devient total lorsque ces personnes s'autoexcluent (FURTOS, 2009)[21].

En matière de santé spécifiquement, la population sans-abri peut être considérée comme une population à risque. S'il n'existe pas d'affection spécifique à la situation d'itinérance (Moisy, 2015), il y a cependant une plus grande prévalence de maladies cardiaques et

---

précaire (menacé d'exclusion en raison de baux précaires, expulsions, violences domestiques) ; 4/ en logement inadéquat (dans des caravanes, en logement indigne, dans des conditions de surpeuplement sévères).

[19] Qu'il s'agisse des « *cycles de vie* » (Galère, Zone, Cloche) chez Bresson (1998) ou des « *phases* » (Fragilisation, Routinisation, Sédentarisation) chez Damon (2012).

[20] La question du non-recours renvoie à toute personne qui ne reçoit pas une prestation ou un service auquel elle pourrait prétendre

[21] Pour Furtos (2009), l'auto-exclusion se caractérise par une « *congélation du moi* » proche de la schizophrénie. Elle se manifeste par une anesthésie du corps (et des souffrances), des émotions émoussées et une pensée inhibée. Couplée à un refus d'aide systématique des professionnels psychosociaux et une coupure totale de liens et de relations, elle permet de mieux appréhender la manifestation la plus extrême du sans-abrisme.

respiratoires, de diabète, de maladies infectieuses (hépatites, VIH…) ou encore de prolifération de maladies contagieuses (Hwang, 1997, 2000, 2001). Il existe également une plus forte prévalence de troubles psychiatriques par rapport à la population générale (Chauvin, Laporte, 2009). Au-delà, l'expérience de la rue s'accompagne d'un taux de mortalité plus élevé. Par rapport à la population générale, les personnes itinérantes ont trois à onze fois plus de risque de décès (Girard *et al.*, 2009). L'âge moyen du décès d'une personne sans-abri se situe entre 41 ans et 54 ans (O'Connell, 2005).

Les entretiens et observations réalisés nous ont permis de constater que l'accessibilité au système de soins dépend souvent de l'organisation du système en lui-même et des professionnels qui le constituent. Renvoyer une personne de l'hôpital en rue parce que ses soins de plaie ne nécessitent pas une prise en charge hospitalière, puis la retrouver quelques semaines plus tard aux urgences avec une jambe gangrenée illustre l'absence de prise en compte du milieu de vie de la personne sans-abri dans le processus de soin. La récurrence de la stigmatisation, de l'incompréhension ou encore de l'absence de prise en compte de la rue en tant que lieu de vie au sein des systèmes de soins conduisent à renforcer le non-recours, particulièrement en l'absence de « domicile ». Pour autant, la responsabilité des personnes ne doit pas être négligée, par exemple lorsqu'elles signent une décharge pour sortir prématurément d'une hospitalisation ou qu'elles repoussent des soins importants car leur état ne constitue pas un handicap majeur à leur vie quotidienne.

Dès lors, cela cristallise différentes tensions en matière d'accès et de suivi des soins, mais plus encore dans le traitement public du sans-abrisme. Alors que celui-ci se caractérise par la présence concomitante de visions ambivalentes[22], le non-recours aux soins s'appréhende également à travers des visions hétérogènes, tant sur les causes que sur les manières d'y répondre. Tandis que ce numéro spécial s'intéresse aux discriminations en matière de santé, nous souhaitons aborder cette

[22] Par exemple, la logique d'urgence sociale qui défend une plus grande flexibilité des structures d'accueil en période hivernale *versus* la logique d'activation qui défend l'insertion du public par des approches plus conditionnalisées (quota de nuitées…). Ou encore les dispositifs qui exigent un traitement préalable des personnes en termes d'addiction et/ou de suivi psychiatrique avant d'accéder à un logement (modèle « en escalier ») *versus* les dispositifs qui défendent l'accès au logement préalablement à tout traitement (modèle « Logement d'abord »).

problématique en questionnant la « capabilité » (SEN, 2000) des personnes de recourir aux soins, c'est-à-dire la liberté qu'ont les personnes de choisir de se soigner ou non.

En effet, en questionnant de manière exigeante les possibilités réelles qu'ont les personnes de recourir aux soins, il nous semble possible de dépasser les appréhensions contradictoires du non-recours qui peuvent exister entre professionnels de l'action sociale et professionnels du secteur du soin.

1. L'approche par les capabilités : repenser l'inégalité[23]

L'approche par les capabilités développée par Amartya Sen, prix Nobel d'économie, s'inscrit dans un renouvellement des théories de la justice. La démarche entreprise se démarque des modèles « *ressourciste* » et « *utilitariste* »[24]. Le premier cherche à assurer l'égal accès aux ressources (appelés également bien premiers)[25] et s'illustre, notamment, par les dispositifs juridiques censés assurer l'égalité des droits (chances) : droit au logement, droit aux soins… Ici, c'est la situation initiale en termes d'accès qui constitue le curseur sur lequel l'action publique se focalise. Le second cherche à maximiser la somme des utilités en se focalisant sur les résultats et s'illustre, notamment, à travers les dispositifs évalués sur leur « taux » (taux d'insertion, taux d'emploi…). Ici, c'est l'issue qui constitue le curseur de l'action publique. Amartya Sen leur adresse, notamment, deux reproches : l'absence de prise en compte des facteurs nécessaires pour convertir les ressources disponibles en opportunités réelles (modèle ressourciste) et l'absence de prise en compte des situations individuelles, notamment en termes d'opportunités et de participation, qui mènent aux résultats (modèle utilitariste).

L'approche propose dès lors de se structurer autour de deux concepts principaux. D'une part, les « *fonctionnements* » (ou

[23] Si l'objectif poursuivi par Amartya Sen est de renouveler les débats en matière de justice sociale et, par conséquent, sur l'égalité, *Repenser l'inégalité* est également le titre d'un de ses ouvrages.
[24] Pour une présentation des différentes approches : Arnsperger et Van Parijs (2003).
[25] Les ressources ou biens premiers sont envisagés comme tous les biens et services, en ce compris les droits formels et informels. Dans notre cas, il peut s'agir : du droit au logement, des revenus individuels, des primes à l'installation, etc.

« *accomplissements* ») qui représentent les choix et actes qu'une personne réalise (manger, se soigner…) ou, plus simplement, les façons d'être et de faire (Zimmerman, 2007). D'autre part, la « capabilité » qui représente les combinaisons de choix possibles qui s'offrent aux individus, c'est-à-dire la « *liberté de mener la vie que je souhaite valoriser* » (Sen, 2000). Ceci implique la présence de deux versants en vue d'évaluer le degré de liberté : un versant « opportunités » impliquant la présence d'alternatives de valeur et un versant « processuel » nécessitant un choix posé de façon autonome sans l'interférence de tiers. Pour y parvenir, il est nécessaire d'envisager l'analyse des dispositifs à partir de la structure suivante : « ressources – conversion – fonctionnement – participation et normativité ».

En termes de ressources d'abord. Si l'accès à celles-ci est important, il faut cependant pouvoir les convertir en opportunités réelles[26]. Deux personnes ayant chacune accès à un vélo, mais dont l'une des deux est unijambiste, ne disposent en effet pas de la même étendue de liberté en termes d'opportunités.

De même en matière de santé, l'absence de domicile entrave davantage les opportunités réelles de soin par rapport à une personne disposant d'un logement. La capabilité intègre ainsi dans son analyse les facteurs sur lesquels agir pour convertir les ressources en une plus grande étendue de liberté et, *in fine*, les disparités qui existent entre les individus.

En termes de fonctionnements ensuite. S'ils sont importants, ils ne disent rien du processus de choix qui y conduit : ne pas recourir aux soins peut en effet résulter d'un choix effectif ou d'une absence d'information suffisante des possibilités existantes. Il s'agit aussi de voir si le non-recours n'est pas la conséquence d'une préférence adaptative[27]. La capabilité cherche donc à dépasser les réalisations effectives des individus (ce qui se donne à voir) en interrogeant les

---

[26] Les facteurs de conversion envisagés sont de trois ordres : individuels (santé physique et mentale, éducation reçue…), sociaux (institutions sociales telles que la famille, le système d'aide psychosocial…) et environnementaux (opportunités territoriales, institutionnelles…).

[27] La préférence adaptative peut être considérée comme l'intégration d'une contrainte qui conduit la personne à se contenter du peu qu'elle a en considérant qu'elle ne peut pas prétendre à mieux.

choix à la lumière des croyances individuelles et des alternatives potentielles au moment *T*.

En termes de participation et de normativité enfin. S'inscrivant dans une vision exigeante de la liberté et de la démocratie, la capabilité requiert, d'une part, que la personne participe au processus qui la concerne, d'autre part, que la normativité soit la plus faible possible. Pour une personne sans-abri en fin de vie, si le choix se présente de façon duale (terminer sa vie à l'hôpital ou en rue), il y a des chances que ce soit la seconde option qui soit privilégiée alors que des alternatives existent ailleurs (notamment les structures résidentielles médicales temporaires qui permettent d'avoir un lieu confortable en fin de vie tout en maintenant divers comportements exclus dans le secteur hospitalier).

L'approche cherche ainsi à s'assurer d'une possibilité de choix des personnes, en faisant de la liberté réelle le curseur analytique, garantissant ainsi à chacun les « *conditions d'une vie réellement autonome* » (Bonvin, 2012). Pour y parvenir, elle se concentre donc sur : 1) les ressources disponibles et leur conversion (quels sont les facteurs sur et par lesquels agir en vue de convertir les ressources disponibles ?) ; 2) les fonctionnements (quelle est la situation de la personne et dans quelle mesure y a-t-il choix face à celle-ci ?) ; 3) la participation et le degré de normativité présent dans la situation étudiée (dans quelle mesure l'avis de la personne est-il sollicité et quelles sont les alternatives qui s'offrent à elles ?).

Partant, trois fils conducteurs seront développés dans cet article : 1) le phénomène de sans-abrisme et de non-recours aux soins ne peut pas s'appréhender comme un manque de ressources mais comme une privation de liberté, eu égard aux conditions d'existence du public ; 2) en corollaire, la diversité des situations et des profils nécessite d'agir sur les facteurs de conversion des ressources disponibles et nécessaires à une capacité de choix réelle ; 3) l'action publique et les dispositifs concernés doivent s'adapter, notamment à la spécificité des conditions de vie qui résultent de l'absence de domicile, en tenant compte de celles-ci et des capacités de choix des personnes dans le recours aux soins.

2. Non-recours aux soins chez les personnes sans chez-soi

Comme le souligne Warin (2010, 2016), le non-recours implique un large spectre de situations qu'il n'est pas possible d'isoler sous une forme exclusive ou encore de manière séquencée. Quatre situations existent en la matière : 1) la non-connaissance (l'offre n'est pas connue) ; 2) la non-demande (l'offre est connue mais non-demandée, soit par choix, soit par contrainte) ; 3) la non-réception (l'offre est connue, demandée mais non perçue ou utilisée) ; 4) la non-proposition (l'offre n'est pas proposée car le prestataire estime qu'elle est inadaptée et risque d'entraîner un non-recours durable voire définitif). Le non-recours ne se centre donc pas sur l'unique responsabilité des bénéficiaires potentiels mais envisage également les responsabilités institutionnelles et politiques.

Dans le cas présent, l'hétérogénéité des appréhensions du non-recours par les professionnels et les chercheurs renforce l'intérêt d'une telle typologie. Sur les raisons du non-recours, pour certains ce sont les problèmes financiers, administratifs, de compréhension du système et de refus de soins de la part des prestataires qui peuvent être considérés comme les principaux obstacles à la compliance (Médecins du monde, 2014). Pour d'autres, (Gardella *et al.*, 2008), c'est le sens du recours aux soins qui prévaut, notamment l'intérêt et la légitimation perçue de l'offre par les utilisateurs du système. Alors que d'autres encore appréhendent le non-recours aux soins et l'absence de suivi des traitements comme la résultante de causes psychopathologiques (Declerck, 2001) ; Benoist (2008) l'envisage sous l'angle des causes sociales, notamment les comportements de soins du public qui découlent de leurs représentations à l'égard de la maladie, du système médical mais aussi des interactions soignants/soignés.

À partir des entretiens et observations réalisés, trois volets empiriques complémentaires méritent d'être développés : 1) les conditions d'existence empêchent le recours aux soins ; 2) pour recourir aux soins, il faut d'abord exister ; 3) l'inadaptation du système de soins contribue, soit au non-recours, soit au suivi inefficace des prises en charge.

2.1 Conditions d'existence et non-recours aux soins

Connaître une expérience de sans-abrisme, c'est avant tout connaître l'expérience du mépris et de la stigmatisation : faire la manche, manquer d'hygiène, s'alcooliser, ne pas travailler… Autant de caractéristiques qui induisent une appréhension négative des personnes auprès de tiers : passants, forces de l'ordre, corps médical. Ces caractéristiques, couplées à une expérience de l'échec (scolaire, sentimental, institutionnel…) ainsi qu'à des exclusions plus ou moins répétées (des hôpitaux notamment en psychiatrie, des cures/postcures…) conduisent les personnes à appréhender négativement le système de soins et à repousser tout contact avec celui-ci, y compris les soins eux-mêmes.

Au-delà, la vie en rue se caractérise par une survie constante. Pour éviter d'avoir faim, d'avoir froid ou encore d'être en manque d'alcool ou de drogues, les personnes en situation d'itinérance doivent faire la manche, rechercher continuellement des lieux sécurisés pour se poser, ou encore s'adonner à des activités répréhensibles en vue de subvenir à leurs besoins. Cette survie, accompagnée d'un manque de sommeil, conduit les personnes à être épuisées et déstructurées. Même lorsqu'elles tentent de remédier à leur situation (sortie de rue, recours aux soins…), elles sont continuellement rattrapées par leur épuisement qui conduit, tôt ou tard, à un abandon des démarches en cours. Notons également la temporalité qui cadence la vie de ce public : centré sur la survie quotidienne, il est incapable de se projeter dans un futur plus ou moins proche, ce qui pose de nombreux problèmes dans le suivi continu des pathologies impliquant une conformisation au fonctionnement du système de soins (rendez-vous fixes, « sanctions » de retard…). Les personnes perdent alors confiance (en elles, dans le système de soin, voire même dans les services sociaux), petit à petit, jusqu'à perdre espoir.

Alors que le mépris entraîne l'appréhension du système de soins, que la survie en rue et ses conséquences entraînent l'absence de fréquentation (régulière) du système de soins, la perte d'espoir annihile toute perspective de soin tant qu'un handicap ne contreviendra pas à la survie quotidienne.

2.2 Pour se soigner, il faut d'abord exister

« *Pour moi, ça ne veut pas dire qu'ils n'ont pas d'autres besoins. Mais ils ne sont pas prioritaires et surtout ils ne sont pas là où nous, on les voit. Pour détecter des problèmes et traiter des problèmes, il faut exister. Et je pense que la majorité de ces gens-là, ils n'existent pas aux yeux des autres. Ou en tout cas c'est ce qu'eux ressentent* ». (Emmanuelle, infirmière de rue).

Les besoins des personnes sans chez soi ne sont ainsi pas là où les professionnels les situent, sachant qu'elles peuvent tout simplement ne pas avoir envie de se soigner, ou à tout le moins en ressentir le besoin. Les besoins perçus par les professionnels ne rencontrent donc pas nécessairement l'attention qu'ils voudraient. Cette distorsion peut s'expliquer par la survie quotidienne liée à l'expérience de sans-abrisme qui nécessite de prioriser ce sur quoi il faut fournir de l'énergie ; les questions de santé étant bien éloignées de leurs préoccupations et des nécessités quotidiennes.

De toute évidence, c'est le besoin important « d'être en lien » des personnes qui l'emporter sur le traitement des pathologies. Les personnes sans abri attendent ce lien et ont besoin de retrouver confiance, de se sentir écoutées et comprises, d'être attendues, de compter pour quelqu'un, d'être reconnues… Comme l'expliquent nos interlocutrices, ce besoin de lien et d'attention les conduit d'ailleurs à manifester des douleurs pour pouvoir accéder aux soins : « *Les gens ne verbalisent pas ce besoin de lien et manifestent un problème de santé pour pouvoir être vu en individuel alors que, très manifestement, il n'y a rien. Les gens viennent avec un prétexte pour pouvoir parler, se livrer.* » (Justine, infirmière de rue).

Ceci peut dès lors impliquer un temps relativement important avant qu'une personne n'intègre un trajet de soins. Alors que leur situation peut être plus ou moins préoccupante sur le plan sanitaire, les personnes sans chez-soi recherchent d'abord l'écoute et l'attention nécessaires pour se raconter et prendre conscience qu'elles valent la peine. Leur besoin prioritaire, simultanément à la survie, est donc d'exister pour se soigner. Toute tentative institutionnelle qui ne tiendrait pas compte de cette dimension, risquerait fortement de tomber à l'eau.

2.3 De l'inadaptation du fonctionnement des structures à l'accès et au suivi des soins

Il importe également de prendre en considération l'organisation du système de soins ainsi que les différentes structures et professionnels qui le constituent.

Les caractéristiques propres du public induisent souvent une appréhension du personnel médical et assimilé. Se faire désodoriser dans la salle d'attente de l'hôpital, ne pas accéder à une médication de substitution à la consommation de drogues au sein d'une pharmacie ou encore se voir adresser une prise en charge inappropriée eu égard à l'existence en rue (un plâtre, des aérosols pour affections bronchiques ou encore des antipsychotiques) conduisent les personnes sans-abri, d'une part, à ne pas se sentir en confiance et à appréhender le soin, d'autre part, et en réponse à cette appréhension, à postposer leurs besoins en la matière, au mieux, voire à les abandonner : « *On sent qu'il y a quand même un problème au niveau des hôpitaux, et même des médecins. Moi je suis tout le temps en train de chercher des médecins. D'essayer de les sensibiliser pour voir s'ils sont d'accord de prendre des usagers de drogue. Parce qu'ils ont peur d'eux, ils ont pas envie de faire des traitements de substitution parce qu'ils ne sont pas à l'aise avec ça. Parce qu'ils n'ont pas eu de formation suffisante tu vois pour prescrire. C'est des gens qui viennent pas à leur rendez-vous, ils ont pas d'argent, il y a plein de trucs qui font qu'ils n'aiment pas ces patients-là. Et du coup les patients, ils le ressentent aussi et ils ont du mal à aller vers eux.* » (Maud, infirmière dans un service de réduction des risques pour usagers de drogue).

Au-delà, lorsque les personnes décident malgré tout d'entrer dans un protocole de soins, de nombreux éléments conduisent à un non-aboutissement du processus ou à la mise en échec de celui-ci : devoir téléphoner hebdomadairement pour entrer en cure alors que la personne ne dispose ni de téléphone, ni de domicile ; être averti (en tant que service d'accompagnement) la veille de l'entrée en cure et ne pas pouvoir trouver la personne dans ce laps de temps si restreint ; être enfermé toute la journée dans une structure hospitalière sans pouvoir déambuler en rue sont tout autant de situations qui y contribuent. Au-delà de la volonté, nécessaire, des personnes, c'est l'inadaptation et la rigidité des cadres institutionnels du système de soins qui contribuent à la problématique.

Enfin, même s'il y a processus de soins, la continuité nécessaire des traitements et des suivis thérapeutiques se confronte à la réalité d'absence de logement. Se remettre d'une pneumonie alors que l'on est soumis aux intempéries, maintenir un sevrage malgré la fréquentation des pairs et leurs conduites addictives, ne plus pouvoir accéder à des activités réflexives et occupationnelles sont tout autant de situations qui rendent caduques les processus entamés. L'absence de prise en charge post-soins aboutit alors à une absence de guérison des pathologies (voire une dégradation de celles-ci) ou à des rechutes.

3. À propos des pratiques professionnelles : ressources disponibles et recours effectif aux soins

Alors que l'essentiel de l'article a été marqué jusqu'à présent par l'identification des problématiques de soins des personnes sans chez-soi, entravant par la sorte leur capabilité, les pratiques qui contribuent au recours aux soins méritent qu'on s'y attarde succinctement.

Accueillir constitue l'étape préalable à tout travail avec ce public « abîmé ». Accueillir, c'est recevoir sans attendre, écouter sans juger, prendre le temps et ne rien forcer, reconnaître et comprendre la réalité. Alors que les privations importantes rencontrées nécessitent un travail conséquent pour combler les besoins multiples qui en découlent, c'est avant tout la création du lien qui permettra d'entamer toute démarche, liée au soin et au-delà. Créer et entretenir un lien, c'est permettre à la personne de se soigner, afin que les besoins, même les plus vitaux, puissent se ressentir face à l'urgence du quotidien et à l'invisibilité de soi.

Ce n'est que par la suite qu'il est possible de sensibiliser la personne aux problématiques qu'elle rencontre et de l'informer sur les possibilités existantes. Il s'agit d'une pratique essentielle car, la plupart du temps, les personnes ont une image altérée, à la fois de leurs propres pathologies, mais aussi des possibilités de soins qui existent. Croire que l'on est gravement malade et préférer ne pas se soigner, imaginer que l'on est obligé d'accepter ce qui est proposé par le corps médical, penser que l'on ne peut pas bénéficier de soins sont tout autant de situations qui nécessitent une sensibilisation et une information adaptée de la part des professionnels.

Lorsque la personne est en désir de soins, il faut ensuite l'accompagner : pour l'aider à s'exprimer, pour lui (ré)expliquer ce qui s'est dit (sur les traitements, le diagnostic…), pour l'aider à surmonter ses appréhensions, voire tout simplement pour tenter de lui faire accéder aux soins. Car si la responsabilité de la personne ne doit pas être écartée, elle doit être appréhendée au regard des expériences personnelles rencontrées. Les admissions (aux urgences par exemple), notamment en cas de crise aiguë, se soldent régulièrement par un refus de prise en charge, même lorsque les personnes sont accompagnées par des travailleurs psychosociaux et ce, malgré de multiples tentatives : « *(...) J'ai du mal à imaginer que peu importe le jour, ça peut arriver une fois mais pas systématiquement, qu'aucun lit ne soit accessible dans le Namurois pour un patient en crise. Hormis la mise en observation mais alors, une fois de plus, on attend, on attend, on attend. Mais, c'est ça le problème, les conditions pour la mise en observation, c'est que la personne soit en crise aiguë et qu'elle soit un danger pour elle et pour les autres et qu'il n'y ait plus d'alternatives. Donc c'est un peu comme si on disait ben voilà on ne sait pas vous aider et on va attendre que vous tuiez quelqu'un pour vous incarcérer* » (Justine, infirmière de rue). Alors que les personnes veulent se soigner, elles voient ainsi les portes se fermer successivement et ce, pour différentes raisons (manque de place, inadaptation du profil…). Les professionnels doivent alors sensibiliser et négocier, non plus auprès des personnes elles-mêmes, mais auprès des institutions qui sont censées les accueillir, pour espérer obtenir une prise en charge.

Lorsque la personne intègre un parcours de soins, il faut ensuite rester présent auprès d'elle, s'informer auprès des organismes de ce qu'il convient d'organiser et de poursuivre (traitement, revalidation…), et s'assurer que la meilleure prise en charge possible soit opérée. Certaines institutions sont présentes (infirmiers de rue, service de réduction des risques, service social hospitalier) du début à la fin, pour s'assurer que la personne dispose de tous les éléments nécessaires pour décider de se soigner, ou non, et pour que le processus de soins puisse, d'une part, l'être effectivement, d'autre part, aboutir et être suivi par une prise en charge optimale. S'investir, s'adapter, sensibiliser, négocier, organiser, coordonner deviennent ainsi les caractéristiques de la relation d'accompagnement, tant des personnes elles-mêmes que des structures de soins : « *Les sans-domicile, ils ont leurs règles propres si je peux dire comme ça. Et donc lui, une journée complète, ça, ça m'avait frappé, où le matin il se lève, il est debout, il a son petit-déjeuner, il a les traitements médicaux et puis il y a quand même des moments où ils sont un peu sans rien faire. Il n'était pas structuré comme ça dans le temps et l'organisation. Et pour lui ça posait problème. Chaque fois, il voulait repartir, il voulait aller récupérer sa tente. Et donc à chaque fois, c'était le recadrer, reparler avec lui, prendre le temps de l'écouter, de voir ses inquiétudes, de voir sans angoisses et d'en parler avec lui.* » (Martine, responsable du service social d'un hôpital).

Alors que les personnes sans-abri évoluent dans un environnement hostile (conditions d'existence précaire et inadaptation du système des soins), il est dès lors nécessaire de mener une approche centrée : 1) sur la personne (sur son vécu, ses appréhensions…) qui permet d'agir sur les raisons « individuelles » qui peuvent mener au non-recours aux soins ; 2) sur les structures (sur leurs appréhensions, leurs fonctionnements…) afin d'agir sur les raisons sociales (représentations négatives, absence de prise en compte de la singularité du public…) de ce non-recours. Bien entendu, ces deux actions conjointes doivent être accompagnées d'évolutions structurelles dans le giron de l'action publique, qu'il s'agisse à la fois de la prise en compte de la liberté comme outil d'évaluation des politiques publiques et, *in fine*, de l'adaptation et du développement de structures spécifiques au profil du public.

4. Une action publique et institutionnelle « capacitante » : pour la diminution du non-recours aux soins

Force est de constater que de multiples facteurs empêchent les personnes d'exercer un choix libre et éclairé dans leur (non)recours aux soins[28]. La situation qui caractérise ce phénomène n'est pas l'absence de ressources, mais bien une privation des conditions d'exercice de liberté des personnes tel que l'envisage l'approche des capabilités.

L'approche fondée sur l'égalité des chances ne tient compte, ni des conditions d'existences – fortement précaires – du public, ni des

[28] Notons que si c'est le champ des soins qui est ici abordé, la réflexion prévaut aussi pour l'accès au logement, et devrait même être envisagée, comme le font les projets de « logement d'abord », prioritairement à la question du soin. Celle-ci dépend en partie des conditions d'existence des personnes qui sont constitutives de l'absence de logement. L'accès au logement permet de dépasser une partie des problématiques liées à la vie en rue en termes de conditions d'existence. Encore faut-il ensuite leur proposer un accompagnement spécifique pour travailler leur appréhension face au système de soin, et de faire ensuite en sorte qu'elles y accèdent effectivement.

opportunités réelles qu'offrent à la fois l'action publique de type généraliste (le gel des lits psychiatriques au profit d'un suivi « au domicile » par exemple) mais aussi l'action territorialisée (les places disponibles dans les structures de telle ou telle région par exemple). L'approche centrée sur les résultats ne permet pas non plus de dépasser ce qui se donne à voir – l'absence de logement, le non-recours – et passe donc elle aussi à côté des processus qui conduisent une personne à privilégier les fonctionnements observés (refus de soins, signature d'une décharge en vue de quitter l'hospitalisation…).

Au-delà, les questions de participation des personnes aux choix qui les concernent et la normativité présente dans les solutions qui s'offrent à elles sont aussi très discutables. Le travail important d'information des services de première ligne, notamment sur les possibilités de refus de traitement ou de prise en charge qui seraient jugées inadéquates par le public, en atteste. En termes d'alternatives également, la rigidité du système de soins ne permet que très peu d'adaptabilité, alors que celle-ci constitue l'enjeu fondamental des services d'aide pour ce public, tant l'hétérogénéité des situations des personnes concernées prédomine.

À la lecture de ces éléments, s'il faut encourager la présence et l'accès aux ressources nécessaires pour entamer un processus de soin, celles-ci ne peuvent être saisies que si une action conjointe est opérée en vue de les convertir en opportunités réelles. L'action publique doit envisager de renouveler le curseur sur lequel elle s'appuie en faveur d'une valeur orientée sur la liberté, telle qu'elle se décline dans l'approche « senienne ». Ce n'est en effet qu'à ces conditions que pourront être rencontrés les enjeux importants en matière de santé du public.

Conclusion

La vision, certes exigeante, que suggère l'approche par les capabilités constitue un tournant dans l'approche du sans-abrisme, en replaçant au cœur des réflexions et des dispositifs la liberté des personnes tout en leur reconnaissant une capacité de choix (donc une existence), et permet un déplacement des variables focales actuelles au profit d'un regard renouvelé, sortant par la sorte des tensions préalablement abordées. Il ne s'agit ni de déresponsabiliser la personne, ni de la culpabiliser – au même titre qu'il ne s'agit nullement de diaboliser le système de soins. L'enjeu est de déterminer, à travers un cadre réflexif revisité « ressources/facteurs de conversion/fonctionnements/participation et normativité » ce qui relève d'un choix libre des personnes (d'être en rue, de se soigner…) et de ce qui s'en écarte par l'absence d'alternatives.

Si l'enjeu peut paraître « philosophique », il est également politique et institutionnel. Déplacer les questionnements actuels, notamment en termes d'imputation des responsabilités respectives de choix, au profit d'une approche centrée sur la liberté et la capacité d'agir des personnes, nécessite de questionner plus en profondeur les conditions effectives du non-recours aux soins, les ressources accessibles (et celles qui devraient l'être) parallèlement aux facteurs de conversion nécessaire et, enfin, l'implication que requièrent (ou non) les dispositifs de soins actuels et la normativité dont ils font preuve. En cela, c'est une remise en question profonde des modèles d'action publics en vigueur (ressourciste et utilitariste) et d'une série de dispositifs qui en découlent. Cette remise en question, aussi profonde soit elle, est à la hauteur des enjeux implicites qui découlent des constats posés dans le présent article : permettre l'accès aux droits fondamentaux, aussi basiques soient-ils, et tant que leur rencontre soit souhaitée, réellement, par les personnes sans chez-soi.

Bibliographie

Arnsperger C., Van Parijs P. (2003), *Éthique économique et sociale*, La Découverte, coll. « Repères ».

Benoist Y. (2008), « Vivre dans la rue et se soigner », *Sciences sociales et santé*, n° 3, vol. 26, pp. 5-34.

Bonvin J.-M. (2012), *Un nouvel objectif pour les politiques de solidarité : le développement des capabilités.* En ligne : http://www.millenaire3.com/ressources/un-nouvel-objectif-pour-les-politiques-de-solidarite-le-developpement-des-capabilites

Bresson M. (1997), *Les SDF et le nouveau contrat social*, L'Harmattan.

Busch-Geertsema V., et Sahlin I. (décembre 2007), « The Role of Hostels and Temporary Accommodation », *European Journal of Homelessness*, vol. 1, pp. 67-93.

Chauvin P., Laporte A. (2009), *La santé mentale et les addictions chez les personnes sans logement en Ile-de-France*, Observatoire du Samu social de Paris, Inserm.

Damon J. (2012), *La question SDF. Critique d'une action publique*, Presses Universitaires de France, Le Lien Social.

Declerck P. (2001), *Les naufragés. Avec les clochards de Paris*, Plon, Coll. « Terre Humaine Poche ».

Hwuang S. *et al.* (1997), « Causes of death in homeless adults in Boston », *Annals of Internal Medicine*, vol. 126, pp. 625-628.

Hwuang S. (2001), « Homeless and Health », *Canadian Medical Association Journal*, vol. 164, pp. 229-233.

Hwang S. (2000), « Mortality among men using homeless shelters in Toronto, Ontario », *JAMA*, vol. 283, n° 16, pp. 2152-2157.

Furtos J. (2009), *De la précarité à l'auto-exclusion, une conférence-débat de l'association Emmaüs et de Normale Sup'*, Coll. La rue ? Parlons-en !, Éditions Rue d'Ulm.

Gardella E., Laporte A., Le Méner A. (2008), *Entre signification et injonction. Pour un travail sur le sens du recours aux soins des sans-abri. Commentaire*, Sciences sociales et santé, n° 3, vol. 26, pp. 35-46.

Girard V., Laporte A, Chauvin P. (2009), *La santé des personnes sans chez-soi, Plaidoyer et propositions pour un accompagnement des personnes à un rétablissement social et citoyen*, ministères des Affaires Sociales et de la Santé.

Moisy M. (2015), *La santé et le recours aux soins des personnes sans-abri en France en 2012*, Direction de la recherche, des évaluations, des études et des statistiques.

O'Connell J.-J. (2005), « Premature Mortality in Homeless Populations : A review of the Literature », *National Health Care for the Homeless Council, Nashville*, 19 p.

Orianne J.-F. (2006), « Entre égalité des chances et égalité des résultats, l'approche par les capacités d'Amartya Sen », *Observatoire : Revue d'action sociale et médico-sociale, Dix ans d'Action Sociale et de Santé en Région Wallonne*, pp. 287-295.

Médecins du Monde *et al.* (2014), *Livre vert sur l'accès aux soins en Belgique*, Inami, The Kluwer.

Réa A. *et al.* (2001), *La problématique des personnes sans-abri en Région de Bruxelles-Capitale – Rapport Final*, GERME - ULB.

Robinson J. (2010-2011), « *La mortalité des sans-abri : analyse de faisabilité d'une étude de cohorte dans le contexte bruxellois* », Université Libre de Bruxelles, École de Santé Publique.

Sen A. (2000), *Repenser l'inégalité*, Seuil, coll. « L'histoire immédiate ».

Warin P. (2010), *Le non-recours : définitions et typologie*, ODENORE, Observatoire des non-recours aux droits et services, pp. 1-8.

Warin P. (2016), *Le non-recours aux politiques sociales*, Presses Universitaires de Grenoble, coll. « Libre Cours Politique ».

Zimmerman B. (2008), « Capacités et enquête sociologique » *in La liberté au prisme des capacités* (De Munck J., Zimmermann B. (eds.)), Éditions de l'École des Hautes Études en Sciences Sociales.

« FORCE EST DE CONSTATER QUE DE MULTIPLES FACTEURS EMPÊCHENT LES PERSONNES SANS-ABRIS D'EXERCER UN CHOIX LIBRE ET ÉCLAIRÉ DANS LEUR (NON)RECOURS AUX SOINS[29]. LA SITUATION QUI CARACTÉRISE CE PHÉNOMÈNE N'EST PAS L'ABSENCE DE RESSOURCES, MAIS BIEN UNE PRIVATION DES CONDITIONS D'EXERCICE DE LIBERTÉ DES PERSONNES TEL QUE L'ENVISAGE L'APPROCHE DES CAPABILITÉS. »

RENAUD DE BACKER

[29] Notons que si c'est le champ des soins qui est ici abordé, la réflexion prévaut aussi pour l'accès au logement, et devrait même être envisagée, comme le font les projets de « logement d'abord », prioritairement à la question du soin. Celle-ci dépend en partie des conditions d'existence des personnes qui sont constitutives de l'absence de logement. L'accès au logement permet de dépasser une partie des problématiques liées à la vie en rue en termes de conditions d'existence. Encore faut-il ensuite leur proposer un accompagnement spécifique pour travailler leur appréhension face au système de soin, et de faire ensuite en sorte qu'elles y accèdent effectivement.

Trajectoires migratoires et expériences de soin en santé mentale

Daria ROSTIROLLA[30]

Daria Rostirolla, psychologue au centre Françoise Minkowska, est docteure en anthropologie sociale et ethnologie à l'École des Hautes Études en Sciences Sociales (EHESS). Elle est également formatrice d'orientation psychosociologique auprès d'ISM Interprétariat. Ses travaux de recherche portent sur l'intervention psychosociale en contexte transculturel et sur la construction d'une clinique de la subjectivité. Ainsi, elle est intervenante dans le cadre du Diplôme Universitaire « Santé, maladie, soins, médiation et compétence culturelle » de l'Université Paris-Descartes.

Introduction

Cet article a pour but de réfléchir aux expériences de discriminations dans un contexte de soin particulier : celui de l'intervention clinique auprès d'un public de personnes migrantes et réfugiées. Il s'agit d'un contexte spécifique car la question de la maladie et de la souffrance psychique rejoint celle de la rencontre avec l'altérité tout en posant des enjeux qui rendent la prise en charge en santé mentale d'un public migrant particulièrement dense en questionnements. L'entremêlement entre représentations de l'autre étranger et de l'autre malade dans un contexte psychiatrique amène à des actions de soin (prise en charge, diagnostic, orientation de soin, traitement…) qui sont chargées affectivement. Ces affects, lorsqu'ils ne sont pas pensés[31] de manière critique et déconstruite ; peuvent produire des pratiques

[30] Affiliations : Centre Françoise Minkowska – EHESS – Centre Norbert Elias

[31] Dans une approche psychodynamique à l'étude des relations humaines, nous faisons la différence entre « *émotions pensées* » – mentalisées et donc dotées du sens - et « *émotions agies* » – évacuées sans possibilité de médiation entre le sujet et le contexte (Carli, Paniccia 2003).

discriminantes[32] de la part des professionnels de soin, « *en difficulté à comprendre et accepter l'autre* », (Cohen-Emerique, 2011, p. 60). Dès lors, ces pratiques discriminantes, peuvent être à l'origine de représentations racistes (Cognet, Hoyez, Poiret, 2012), qui vont impacter les parcours de soins, notamment à travers des processus de dévalorisation et d'exclusion…

1. Construction de l'altérité et processus de discrimination dans la clinique transculturelle

Selon Sargent et Larchanché, « *Les migrants ne se déplacent pas seulement à travers les frontières géographiques, mais aussi à travers, parmi et entre les systèmes médicaux* », (2011, p. 345). Il s'agit là d'espaces tant symboliques que géographiques, dans un temps fait de continuité et de ruptures, qui constituent un élément central dans la construction subjective de l'expérience de vie. Les sujets traversent les institutions sanitaires (Larchanché, Sargent, 2009) qui contribuent avec leurs réponses à leur reconnaissance et leur intégration. Mais elles peuvent, à l'inverse, participer à des processus de désaffiliation sociale et de rupture, voire à des processus de marginalisation.

De ce fait, si l'accès au système de soin est considéré comme l'un des premiers facteurs d'intégration des personnes migrantes et réfugiées (Kirmayer, Guzder, Rousseau, 2014 ; Hudelson, 2004), de nombreuses recherches montrent que la santé de migrants se détériore au fur et à mesure du temps passé dans de nouveaux territoires (Cognet, Hoyez, Poiret, 2012). Les inégalités de circulations se conjuguent ainsi aux inégalités de santé, « *produits finaux d'autres inégalités sociales* » (Aïach et Fassin, 2004). Le consensus se fait autour des facteurs qui limitent l'accès au soin pour les populations migrantes – notamment les barrières linguistiques, la désinformation, les résistances culturelles des institutions à utiliser des interprètes médiateurs, les dimensions administratives qui déterminent leurs droits (Kirmayer, Guzder, Rousseau, 2014). En outre, l'impact des clichés et stéréotypes de la part des professionnels soignants engendre des malentendus et des relations conflictuelles qui relèvent de

[32] Avec la notion de pratiques discriminantes, nous faisons référence au processus de «*pratiques qui provoquent une différence de traitement* », comme défini par Cohen-Emerique (2011, p. 88).

pratiques discriminatoires et de traitements inégaux (Musso, Sakoyan, Moulot, 2012 ; Bétancourt *et al.*, 2005).

Ces difficultés se traduisent souvent par une stigmatisation de la demande des personnes migrantes qui arrivent aux services de santé du territoire. Cette stigmatisation dans le cadre de la santé mentale s'est traduite dans le passé par une pathologisation de la culture dans le langage médical, par exemple à travers les définitions telles que « *la psychopathologie africaine* » ou les « *culture-bound syndromes* » (Fernando, Campling, 2002 ; Kleinman, 1988 ; Roudinesco, Plon, 1997). Ainsi, dans un contexte d'intervention avec un public en situation de vulnérabilité, les professionnels peuvent fluctuer entre deux postures, qui orientent leur pratique de soin en santé mentale : d'une part, une « *médicalisation de l'existence* » qui exerce la régulation des corps à travers l'idéal de santé (Desclaux, 2011) et qui révèle l'enchevêtrement entre enjeux sanitaires et contrôle social (Larchanché, 2010). D'autre part, une logique d'assistentialisme (Rossi, 2013) qui fige le sujet en position de victime, impuissante, démunie de toute agentivité. Ces façons de regarder l'autre s'imposent, pendant au moins quelque temps, aux acteurs impliqués, notamment aux populations issues de l'immigration, assignées à une forme variable d'étiquetage[33], produisant ce que Goffman appelle les identités sociales virtuelles, définies et attribuées par les autres, toujours susceptibles de constituer un stigmate (Goffman, 1975).

Dans le contexte de la prise en charge en santé mentale d'un public migrant, des enjeux psychosociaux de la relation soignants/soignés se mêlent à des questions sociales et politiques du traitement de l'altérité qui ne peuvent pas être clivées dans l'analyse. Ainsi, elles s'insèrent dans l'articulation dynamique de la relation des soins. Premièrement, du côté des soignants, il s'agit de pouvoir traiter la demande d'un patient malade et étranger (Benoist, 2001) et qui, par son ambiguïté, sollicite une complexe relation de soins. Par son *être autre*, la personne migrante en psychiatrie soulève une série de représentations sociales : d'un côté perçue comme à *bas pouvoir* à travers une victimisation de son existence, de l'autre côté comme héros mythique, (à travers un processus d'idéalisation ou en considération des

[33] « *L'étiquette imposée, surtout lorsqu'elle est négative, réduit probablement les possibilités de s'exprimer et la volonté même de le faire* », (Boevé, Touissant, 2013, p. 42 *in* Héas et Dargère, 2014, p. 13)

violences vécues lors du parcours d'exil). Ces représentations favorisent la construction de son identité ainsi que son traitement différencié (Pestre *et al.*, 2016). Deuxièmement, dans le contexte de la santé mentale, une péjoration s'ajoute à travers les représentations de troubles mentaux (Jodelet, 1994 ; 2003 ; Roelandt *et al.*, 2010) qui alimentent la crainte de l'autre et qui l'associent au danger et la violence (Durand, 2017), à l'ami et à l'ennemi, tout en sollicitant les logiques de séparation croissante dans l'espace contemporain politique et social (Pestre *et al.*, 2016). D'autre part, les sujets font l'expérience de ces pratiques discriminantes avec lesquelles ils tentent de jongler dans des univers de sens et symboliques qui souvent n'enregistrent pas de connivence.

Dans notre réflexion, nous nous intéressons moins aux processus de discrimination dans les parcours de soins des personnes migrantes, traités par ailleurs (Cohen-Emerique, 2015 ; Kotobi, 2000), qu'aux conséquences intimes que ces discriminations produisent sur les sujets migrants qui en font l'expérience. Ainsi, si la question des réponses émotionnelles concerne tant les stigmatiseurs que les stigmatisés (Lacaze, 2008), nous souhaitons focaliser le regard sur les expériences et les affects qui caractérisent les parcours de soins des populations migrantes, prises souvent dans des processus de stigmatisation qui marquent leur expérience de soin et, plus largement, leur processus d'acculturation[34]. Si les travaux en sciences sociales semblent évoluer dans une posture éloignée des émotions, dans notre réflexion et dans les modèles qui orientent notre pratique clinique, le rôle des émotions – expression de l'« *irrationalité* » de l'*être-en-relation* (Blanco, 2000) – s'avère critique pour comprendre la globalité des processus de discrimination.

Dans une perspective constructiviste à l'étude des relations humaines, nous appréhendons les émotions comme le processus d'une construction à la fois sociale, historique et culturelle (Elias, 1993), et

[34] Nous faisons référence à ce processus tel que Bennegadi et autres le proposent, c'est-à-dire comme un processus dynamique entre le sujet et le contexte, qui ne doit pas être envisagé sous l'angle du manque ou de privation de la culture. Au contraire, il témoigne des aménagements psychiques et physiques incessants entre sujet et contexte, que chacun intègre de manière unique (Cohen-Emerique, 2011). Pour approfondir, voir les travaux de Vasquez (1984), Berry (1996), Camilleri (1990), Bennegadi (2007).

non comme faisant partie du domaine de l'intime privé ou de l'individuel.

Notre pari est d'articuler à la fois les processus en jeu dans la rencontre en santé mentale avec la différence (Cohen-Emerique, 2011), les pratiques discriminantes que leur gestion peut produire et les expressions[35] des sujets qui en font l'expérience. Pour ce faire, le prisme de la subjectivité, entendue comme *« l'ensemble des états et des émotions ressentis dans lequel le social se manifeste »* (Agier, 2012, p. 60), nous permet d'interroger la construction du vécu auprès des sujets en question et de nous concentrer dans le soin sur ce qui vraiment « *compte pour eux* » (Kleinman, 1988 ; Biehl *et al.*, 2009).

2. Expériences de discriminations dans le soin

Avec un effort de classification, nous pouvons identifier divers scénarii qui traversent le quotidien de notre pratique clinique en contexte transculturel, ainsi que celui d'autres services internationaux[36] qui opèrent dans le même contexte d'intervention. Nous présentons ces scenarii sous forme de vignettes : elles sont présentées séparément pour un souci rationnel mais, bien évidemment, elles s'enchevêtrent dans les enjeux qu'elles soulèvent.

2.1 Entre barrières linguistiques et implicite institutionnel

Nous recevons Mme U. de la part d'une assistante sociale. Mme U. est en grande détresse psychique à cause des événements liés à son parcours migratoire complexe, où elle fut forcée pendant des années de se prostituer par des réseaux entre le Nigeria, l'Italie et la France. Elle est orientée vers le centre afin que nous puissions organiser une consultation dans sa langue maternelle, le Yoruba, problème clé dans l'impossibilité de la prise en charge par mes collègues. En consultation, nous faisons une découverte importante car elle nous

[35] Il s'agit des témoignages que nous avons pu recueillir dans notre pratique quotidienne de psychologue : un espace ouvert et co-construit avec la personne en consultation.

[36] Une collaboration avec des collègues comme G. Eric Jarvis de l'Université de Mc Gill et Yvan Leanza de l'Université de Laval a montré que les enjeux de la rencontre interculturelle sont les mêmes, malgré l'impact de divers systèmes socio-politiques. Cela permet de considérer comment ces réflexions sont transversales à tout contexte de soin transculturel.

déclare *« Je n'ai pas besoin d'un interprète Yoruba pour me soigner, je parle aussi anglais et j'ai habité en Italie, je parle italien. »*

Nous organisons donc des prises en charges en italien, qui est ma langue maternelle, dont je me sers dans cette consultation comme langue tierce (entendue comme *langue pont* entre le professionnel et le bénéficiaire de l'intervention). L'appui d'une collègue thérapeute parlant anglais sera également un appui majeur pour Mme U. Les consultations, à plusieurs voix, ont tout d'abord permis de résoudre une communication qui semblait impossible entre les acteurs, empêchant ainsi toute découverte de l'autre.

« Je ne comprends rien, je n'en peux plus, qu'est-ce que c'est l'ASE[37] *? Et la PMI*[38] *? Je m'en fous d'aller au parc avec ma fille, je souhaite pouvoir la tresser et cuisiner pour elle sans qu'il n'y ait personne avec nous : pourquoi non ? Il y a toujours quelqu'un quand je suis avec elle, je ne peux pas rester toute seule. Je n'en peux plus, je ne comprends rien ici... avec tous ces noms bizarres. Je suis très en colère. »*

Dans son discours, nous pouvons voir combien la question linguistique se mêle souvent à la problématique de l'implicite : un système de codes et de procédures implicites qui provoque de la détresse car le sujet semble n'avoir aucune maîtrise de la situation. Elle est lassée de sentir abandonnée avec son incompréhension. Cette impuissance, cette frustration s'expriment à travers une rage qu'elle manifeste par des agressions verbales envers les éducateurs qui, par conséquent, remettent en cause la légitimité parentale de Madame U. Un cercle vicieux s'installe entre les professionnels qui ne comprennent pas le comportement de Madame U. qui est également dans l'incompréhension de leur attitude : des modèles se confrontent autour de « ce que veut dire l'autorité parentale » et « comment passer du temps avec son enfant » afin d'en profiter. Après un accompagnement de quelques mois, nous avons pu l'aider à exprimer l'implicite qui hantait sa vie. Le désir de pouvoir personnaliser ces moments avec son enfant a été ensuite entendu de la part des éducateurs, qui ont laissé de plus en plus de temps à la relation entre les acteurs en question. En sortant de toute logique d'imposition d'un modèle (éducatif, sanitaire...) sur l'autre, il est possible

[37] Aide Sociale à l'Enfance.
[38] Protection maternelle infantile.

d'accompagner le sujet à nuancer les clivages qui se répercutent sur ses expériences. Ce sont des enjeux socio-identitaires présents chez beaucoup de migrants et exilés.

2.2 Entre barrières linguistiques et assignation culturelle

Monsieur G. nous est adressé par une éducatrice du foyer dans lequel il est hébergé en tant que mineur étranger isolé. L'orientation est motivée « [par] *une barrière linguistique, pour laquelle il serait judicieux qu'il puisse s'exprimer dans sa langue maternelle, le Lingala* ». Dès le premier contact avec l'assistante sociale, le jeune G. semble remettre en question les motivations qui sous-tendent l'orientation, car il parle français. Il nous dit : *« Franchement, je ne sais pas pourquoi je devrais parler en Lingala, tout le monde me dit qu'il faut la langue de mon pays mais moi je parle français et je veux faire comme les autres ici. »* Nous discutons avant de procéder à l'évaluation en binôme, comme originellement prévu, et décidons de la mener en français. En cas de besoin, je ferai appel à l'assistante sociale qui prendra la fonction d'interprète linguistique et culturel. Il dit être *« fatigué de cette histoire du Lingala. Déjà l'autre* (professionnel) *avait demandé ça, et aussi la psychologue de l'ASE me dit chaque fois qu'il fallait trouver quelqu'un qui parle le Lingala. Aussi au foyer, on me le demande comme si je devais faire le documentaire de ma vie, de raconter l'Afrique ».* Il me fait part d'un épisode arrivé le jour de Pâques, lorsqu'il était rentré plus tard que prévu au foyer. Un éducateur lui avait alors demandé *« T'étais où ? »,* ce à quoi il avait répondu *« À l'église ».* L'éducateur avait alors renchéri *« Ah, c'est bien. Vous allez souvent à l'église en Afrique ? J'espère que tu as prié pour tes parents aussi »,* et lui *« Mais moi je n'ai pas de parents. »* Il m'explique ensuite que lors de la projection d'un film, l'éducateur s'est rapproché en disant avoir compris que sa question l'avait perturbé et lui avait demandé lui raconter *«* [s]*on histoire ».* Il me confie avoir perdu ses parents et que son histoire est inaccessible. *« Tout le monde me parle de ma famille et de mon pays, alors que moi ce que je cherche, c'est d'avancer, d'oublier pour l'instant car tout ça fait du mal. Le lingala, merci, mais ce n'est pas la question maintenant. Est-ce que je ne parle pas français avec vous ? »*

Ces questions, sont suivies par des questionnements plus intimes comme : « que les autres vont-ils penser de moi » ?, « comment faire pour être ici sans trahir mes origines ? », « ai-je fait le bon choix ? ». Ces questionnements permettent de se rendre compte que cette plainte n'a pas pour but d'éviter de parler de lui. Il ne s'agit pas d'une échappatoire. Bien au contraire, il le souhaite, mais sur des questions ne concernant pour l'instant ni sa famille ni son pays d'origine. Monsieur G. manifeste la souffrance de quelqu'un qui endure une assignation douloureuse qui ne correspond pas à son désir de vie actuel, tout et provoque de la rage et de l'impuissance. Ici, nous constatons que selon la stratégie de soin adoptée, nous pouvons être amenés à cataloguer l'autre dans une supposée appartenance linguistique, sans vérifier si cela lui convient (Cohen-Emerique, 2011, p. 44). L'empêchement linguistique, qui bloque toutes possibilités de relation, a nécessité d'être à nouveau questionné. Nous avons donc dû réfléchir à la façon de reformuler notre demande afin que les sujets ne sentent pas limités à une appartenance culturelle, ou à une incompétence linguistique. L'orientation initiale faite autour des appartenances culturelles et linguistiques a finalement été contestée puis nuancée, tout en se centrant sur l'intimité du sujet. De ce fait, « *si les langues maternelles [...] construisent et sédimentent ces matrices affectives* » (Jaffré, 2003), leur utilisation politique peut amener de la discrimination, voire des abus de pouvoir envers l'usager.

2.3 Assignation sociale et invisibilité

Pour des sujets souvent mis à l'« *épreuve du suspect* » (Kobelinski, 2011), leur demande de soin se mêle souvent aux questions sociales et administratives. Ces dernières prennent fréquemment une place importante dans la souffrance de la personne ; ce double enchevêtrement provoque souvent des doutes et des méfiances de la part des professionnels, ainsi que des mécanismes d'homogénéisation de l'individualité de l'autre.

Monsieur M. est en situation irrégulière car la loi de Dublin ne lui permet pas de demander l'asile politique ici, ses empreintes ayant été prises en Espagne. Il ne veut pas retourner là-bas car : « *C'est terrible quand tu ne comprends pas la langue, moi je n'ai jamais étudié l'espagnol. En Espagne, j'ai dormi dans des endroits comme des champs de réfugiés, alors qu'ici je dors à la Rotonde, mais ce n'est pas un champ avec des fils de fer. Je ne vais pas vous mentir, je bois car ça m'aide à ne pas être là, à m'évader, mais je ne peux pas rentrer en Espagne vous comprenez... Ce que je veux dire est que si je n'étais pas là dans la rue, les choses auraient été différentes, alors que là je suis dans la rue et je ne peux rien faire qu'être à la rue. De toute façon sans papiers personne te considère* (comme) *une personne ».*

Monsieur M. exprime la souffrance d'un sujet lié et sans cesse rappelé à son « non-être » qui découle de son statut administratif : il s'agit d'une assignation dont il cherche à se détacher pour ne pas subir l'invisibilité tout en y étant assujetti.

« Ici, c'est pire qu'en prison. Je me réveille chaque matin et je ne sais pas pourquoi je suis vivant. Je n'ai rien à faire. Je ne sais plus qui je suis. La France ? L'arnaque ! C'est que des papiers, des papiers que tu n'as pas... Mais je suis un beau papier. Au moins je fais les cours à Stalingrad, je parle avec les gens, je suis quelqu'un de gentil, je ne suis pas comme les autres qui se perdent... Cependant, ils nous traitent ici comme tous des fous ».

L'exacerbation des situations de précarité – économiques, sociales, symboliques – dans le contexte de soin a indubitablement un impact évident sur la possibilité d'action de chaque individu dans des situations cumulatives où discrimination, situation de vulnérabilité, menace d'expulsion et souffrance psychique sont inextricablement liées. D'une part, elle contribue à la construction de l'image d'un migrant en souffrance, vulnérable, faisant partie d'une « *population à problème* » (Décriaud, 2008). D'autre part, de manière complémentaire, elle est intégrée subjectivement dans le parcours de vie des personnes tout en montrant l'inextricable lien dynamique entre le social et le psychique.

« Alors je n'ai plus de chance, toutes les procédures sont ratées et le responsable de l'hébergement l'autre fois m'a dit que je peux aller chercher des femmes, je suis un beau garçon et tenter cette possibilité. Vous savez, ça m'a fait mal car j'ai déjà fait l'erreur de faire un enfant sans conviction, je ne veux pas répéter la même erreur. Mais sans papier que faire ? Alors tout le monde me dit d'aller à droite et à gauche car mon problème c'est le papier, alors que je suis déjà perdu et je souffre dedans moi, mais là (le service de consultation) *où j'allais de temps en temps pour parler, ils ne souhaitent plus que j'y aille car ils disent qu'ils ne peuvent rien faire pour ma situation, que je n'ai pas besoin d'eux. »*

Nous sommes confrontés au paradoxe d'une prise en charge d'un état de santé qui engage le corps, pour sortir d'une situation problématique du point de vue administratif-judiciaire. De plus, le sujet semble être dans l'impossibilité d'être aidé car l'impact décisif des déterminants sociaux se substitue presque au sujet même : c'est le cas des sujets qui n'arrivent pas à se défaire de la catégorie administrative qui les signale, avec des conséquences importantes sur les soins car soumis de nouveau « *à l'épreuve du suspect* » (Kobelinski, 2011).

Dans ces situations, il ne s'agit pas de proposer des interventions sociales pour des demandes cliniques, mais de considérer comment le social est « la porte d'entrée » pour des personnes en souffrance qui mettent en avant des problèmes concrets en leur donnant droit de parole. Dans une perspective d'intervention qui considère l'entremêlement entre le social et le psychique dans toute forme de souffrance/expression de soi, l'impact de la situation sociale peut obscurcir l'émergence de toute autre demande subjective que le sujet tente de formuler et de faire entendre (Rouzel, 2010)... Comme le soulignent Châtel et Soulet (2002), il s'agit d'une souffrance sociale qui écrase le sujet et qui peut empêcher le professionnel d'avoir accès au sujet et à la pleine compréhension de sa trajectoire existentielle. De ce fait, « *l'objet de la demande n'est pas l'objet demandé. C'est à un sujet qui demande qu'il s'agit de répondre* », (Rouzel, 2010, p. 64). Comme le souligne Furtos (2009), cette souffrance est une question sociale et politique. C'est ici que l'on place le centre d'une prise en charge qui puisse expliciter le lien entre expérience sociale de la fragilité et perte de soi. Dès lors, il s'agit de dévoiler les éléments sociaux pour faire sortir la souffrance qui y est liée et qui risque de gommer la singularité de l'autre. C'est l'un des objectifs de toute rencontre clinique, quels que soient les cadres de références sociaux et culturels en relation (Cohen-Emerique, 2011).

2.4 Culturalisation et perte de la subjectivité

« *Ils m'ont dit de venir ici car plusieurs médecins ne peuvent pas me comprendre, ils disent de ne pas traiter les immigrés, des personnes qui se retrouvent comme moi dans cette situation* (d'étranger, de vulnérabilité). *Hôtel-Dieu, métro Daumesnil, Maison Blanche... J'ai tourné en rond dans plusieurs endroits, j'ai dû chercher des gens* (des professionnels) *qui pouvaient me comprendre. Pour moi, ce que je cherche, ce n'est pas une écoute spécifique pour les Africains – comme on me le dit souvent – car tout le monde peut souffrir lorsqu'il est confronté aux expériences que j'ai vécues* »

Monsieur A. est confronté au paradoxe d'une personne qui s'adresse à un service public du territoire et qui est renvoyé d'emblée à sa culture, ne trouvant pas de réponse adaptée à sa quête de soi Monsieur A. refuse ce rattachement au milieu d'origine, à cette démarche que l'on peut définir, selon un point de vue sociologique, comme culturaliste. Le renvoi aux origines, au « là et ailleurs », est vécu de manière douloureuse car le sujet se sent assigné à une identité dont il cherche à se défaire, ou du moins, à la faire migrer dans son « ici et maintenant ».

D'autres fois, des sujets peuvent adhérer à une assignation culturelle et montrer ensuite une évolution. C'est le cas de Madame F. qui nous explique pendant la première consultation :

« Je dois venir ici parce que j'ai besoin de quelqu'un qui connaît la Guinée, qui connaît mes racines ». Un travail d'accompagnement a été fait au sujet de son identité sexuelle difficilement acceptée par sa famille et son contexte socio-culturel, car *« j'aime les femmes, c'est ça mon problème »,* nous confie-t-elle. *« Au début je venais ici car je croyais avoir besoin d'un thérapeute de ma culture, or j'ai compris que la question qui me hante, mon questionnement, n'est pas là-bas. Ça n'a rien à voir avec le culturel, je suis noire à partir du moment où un autre me le dit ce qui fait qu'à la fin on croit nous-mêmes être divers* (différent). *»*

Alors que la « culture d'origine » de la personne est encore souvent présentée, de prime abord, comme l'une des principales difficultés à surmonter dans la relation usager/intervenant, les conditions socio-économiques dans lesquelles les sujets vivent posent des problèmes généralement bien plus importants que les questions d'ordre culturel. Wieviorka constate à ce sujet que les inégalités sociales ne vont pas forcément de pair avec des différences culturelles et, symétriquement, les demandes de reconnaissance culturelle peuvent fort bien ne compter aucune dimension sociale. Toutefois, « *dans d'innombrables situations, les deux registres sont liés et même imbriqués l'un dans l'autre, d'une façon qui peut sembler inextricable* » (Wieviorka, 2008, p. 100).

De manière générale, l'usage de la culture, de la barrière linguistique, du poids du social, l'assignation à ces étiquettes homogénéisantes que nous venons d'esquisser risquent de figer l'autre dans des formes radicales d'altérité, impossible à reconnaître, entendre et accompagner. En conséquence, les sujets ne sont ni entendus ni accueillis dans leur demande. La réduction de la subjectivité en une entité clinique est la conséquence la plus néfaste pour des sujets en quête de soi, à cheval entre langues, expériences, mondes géographiques et symboliques et qui cherchent à construire un « *singulier pluriel* » (Kaës, 2013). Pestre a souligné comment ces assignations « *sont alors susceptibles d'engendrer de la souffrance, de la haine, de l'exclusion et d'importantes crispations identitaires* » (Pestre, 2016, p. 7).

3. Entre incorporation et marges de manœuvre

Dans nos observations, les sujets décrivent des expériences de soin souvent inégales et dictées par des stéréotypes (Pierre, Mutabazi, 2010) qui participent l'altération de la relation soignants/soignés. Cela engendre une simplification massive et une schématisation de la réalité sans favoriser l'entente. Les sujets font donc l'expérience de la discrimination, entre expériences intimes, sociales et institutionnelles, devenant des porteurs de stigmates (Goffman, 1968 ; Héas et Dargère, 2014). L'accumulation de ces processus peut s'additionner et se rigidifier, créant des souffrances profondes chez les sujets qui les vivent.

En ce sens, le rapport aux institutions, les trajectoires de soins, les violences structurelles[39] (Farmer, 1997) sont des axes d'intérêt majeur, car l'empreinte qu'ils créent sur le « *self* » des sujets (Giddens, 1991) contribue en effet à la multiplicité de l'expérience vécue. Pour autant, ils ne la déterminent pas totalement, car le sujet cherche à « *prendre le pouvoir sur une part de lui-même* » (De Certeau *et al.*, 1994, p. 301).

Les expériences de discrimination dans le soin ne se traduisent pas forcément en vécus traumatiques ou pathologiques, mais plutôt comme des épreuves à considérer par le sujet pour « *en éclairer les potentialités constructives et créatrices* » (Mousset, 2011, p. 34). De ce fait, déplacer la focale sur le regard que la personne porte sur ce que les institutions sanitaires font de sa demande permet de penser à

---

[39] Pour Farmer (1997), la notion de violence structurelle désigne une forme de violence inhérente à la structuration sociale qui empêche la réalisation des individus.

« *ce que [les personnes] font à l'intérieur et autour de ce cadre institué* » (Felder, 2009, p. 120).

Selon la théorie de l'étiquetage « *l'acte social d'étiqueter une personne comme déviante tend à altérer l'auto-conception de la personne stigmatisée par incorporation de cette identification* » (Wells, 1978 *in* Lacaze, 2008), la personne « *devient ce qu'on a supposé et dit qu'elle était* », (Lacaze, 2008, p. 185). Ainsi, selon la théorie de l'étiquetage modifié[40], ces assignations sont intériorisées par le sujet discriminé tout en intégrant une dimension d'auto-labélisation. L'imposition d'un statut, l'assignation à un rôle se produisent en même temps que leur intériorisation (Héas et Dargère, 2014). Ces processus discriminatoires empêchent le sujet d'exprimer ses ressentis, de se projeter, de construire des stratégies identitaires (Camilleri, 1990) pour « *se poser en sujet qui réfléchit sur soi* », (Cohen-Emerique, 2011, p. 167).

De manière conjointe, face à ces discriminations recueillies dans le rapport à la souffrance au quotidien, à la violence institutionnelle et aux micro-agressions quotidiennes (Sue *et al.*, 2007), les expériences des sujets sont multiples et la palette des émotions vécues est variée. Dans toutes les situations singulières et en même temps transversales au vécu des sujets de notre étude, ces expériences expriment la dynamique entre contraintes et marges de liberté, obligations et stratégies mises en œuvre pour faire face et s'en sortir, en somme ce qui se passe sous diverses formes de « *maintien de soi* » (Ricœur, 1990).

Contre toute assignation sociale ou culturelle qui verrait les sujets déterminés par des facteurs externes, les discriminations dont ils font l'expérience affectent leurs vies sans la déterminer complètement. En effet, les sujets construisent des formes de maintien de soi (Ehrenberg,

---

[40] La révision de la théorie de l'étiquetage met en lumière les mécanismes psychosociaux qui peuvent découler des stigmatisations, notamment la dévalorisation de la part des sujets mêmes et l'anticipation de la dévalorisation de l'autre, associées selon Link (Link *et al.*, 1992) à la dépression, démoralisation et au chômage. Cela rejoint notre constatation selon laquelle les personnes n'accèdent pas aux services non pas à cause d'une désinformation – car bien souvent elles connaissent son existence et leurs droits – mais à cause de la peur de la façon dont les autres – les institutions, les services... – vont leur répondre. Pour creuser, nous renvoyons le lecteur à l'article de Lionel Lacaze (2008) qui traite ce sujet de manière approfondie.

1985) dans des constellations affectives uniques qui constituent leur façon de tenir au monde malgré la « *fatigue d'être soi* » (*idem*). Elles permettent également aux professionnels de l'intervention clinique de s'intéresser aux singularités à l'œuvre dans toute demande de prise en charge.

Une telle approche permet de s'éloigner de toute conception causaliste et linéaire de la maladie et de la souffrance. Tout en prenant en compte la complexité des demandes de santé mentale des personnes migrantes, il est également possible de s'attacher à étudier les subversions, les marges de liberté qui nuancent toutes expériences de souffrance même dans les conditions le plus extrêmes. Il est donc essentiel de réinjecter de la subjectivité, là où prévalent l'anonymisation et l'essentialisation des processus discriminants.

Dans toute intervention clinique ou pratique d'accompagnement psychosociale avec des personnes engagées dans des processus de mondialisation, « *il s'agit de permettre à la personne de devenir visible d'abord à soi-même, que cela soit favorisé ou moins par des structures dominantes de la société* »[41] (Wint, 2014, p. 184). Bien évidemment, cela demande de s'accorder sur une conjonction d'intervention, à la fois sur le plan clinique, social, juridique : autant de dimensions qui s'enchevêtrent et qui ne peuvent plus être clivées dans l'intervention psychosociale qui se veut holistique et à construire au cas par cas. Contre l'idée des services totalisants et omnipuissants (Fustier, 1999), il s'agit d'organiser l'intervention psychosociale de manière intégrative entre les diverses fonctions au sein des institutions socio-sanitaires, tout en acceptant d'être dans la notion du compromis.

De nombreux auteurs (Kleinman, Das, Lock 1997 ; Furtos, 2009) ont pu montrer comment cette mise à l'écart ou marginalisation crée de l'isolement, du repli sur soi, de la méfiance, de la non-reconnaissance, de l'invisibilisation, de la disqualification et du rejet. Soit toute une gamme de vécus affectifs qui impactent le sujet dans l'estime de soi et dans son fonctionnement psychologique.

La prise en compte des affects permet un point d'analyse privilégié pour comprendre les effets biopolitiques de ces pratiques : *politiques* car strictement connectés à la violence institutionnelle qui les anime (Mei, 2010 ; Quaranta, 2006), *bio* car ils sont capables de produire

[41] D'après la traduction réalisée par l'auteure de l'article.

l'incorporation de la violence, le corps étant le lieu subjectif et intersubjectif de l'expérience (Csordas, 1994).

Situées entre assujettissement aux contraintes – symboliques, relationnelles et structurelles - et agentivité[42] (Giddens, 1991 ; Butler, 2007), ces expériences sont incorporées par les personnes et introjectées dans leur quotidien.

La subjectivité des individus est affectée par les discriminations qu'ils rencontrent pendant les péripéties de leur trajectoire (sociales, sanitaires, administratives,…) et qui provoquent le rabaissement social, la dégradation des conditions de vie et de logement, le manque d'appui fixe pour structurer leur existence, autant d'éléments qui peuvent déboucher sur des formes nouvelles de pathologie. Dès lors, une nouvelle clinique advient comme expression d'une souffrance sociale (Castel, 2009 ; Furtos, 2009 ; Barus-Michel, 2004).

L'accumulation de ces facteurs sociaux rend les sujets plus psychiatriquement incertains. Parfois sans abri, ils sont hospitalisés, « relâchés », puis à nouveau hospitalisés : la combinaison de la prise en charge fragmentaire (Brodwin, 2013), insuffisante ou inadéquate à leur demande, intensifie les souffrances et l'isolement social.

Si nous admettons que « *ce n'est pas l'expérience qui organise l'expression mais l'expression qui organise l'expérience* » (Revuz, 1990 *in* Arar *et al.*, 2007), réduire la focale sur les affects qui élaborent les demandes de santé nous permet d'explorer les expériences de discriminations d'un point de vue novateur à l'étude d'expériences sanitaires en contexte migratoire. Il s'agit d'une pensée qui oriente également notre pratique clinique. Elle vise à briser toute tentative de figer l'autre dans des catégories préconstruites et à aller au plus près de son unicité authentique. Merleau-Ponty[43] souligne

---

[42] Dans l'élaboration de notre réflexion, nous faisons appel à la notion de agentivité – *agency* - en s'inspirant de la définition qu'en donne Grard (2011) qui la définit comme « *la capacité à agir des sujets en tant qu'êtres sociaux, malgré les contraintes structurelles auxquelles ils doivent faire face ; cette capacité est elle-même fonction du degré d'autonomie et de liberté de choix dont ils disposent dans un contexte social spécifique, et de leurs dispositions à agir, penser et sentir* », (Grard, 2011, p. 62).

[43] « *Je ne suis pas le résultat ou l'entrecroisement des multiples causalités qui déterminent mon corps ou mon "psychisme", je ne puis pas me penser comme une partie du monde, comme le simple objet de la biologie, de la psychologie et de la*

combien c'est notre façon de voir et de signifier le monde qui construit notre expérience, et non le contraire comme un prétendu déterminisme scientifique le soutiendrait. Le réel, est « *dans l'épreuve singulière d'un corps explorateur qu'il s'éprouve et se découvre* » (Giust-Desprairies, Faure, 2015). À travers les expériences sociales, il se transforme en « *vécus mentalisés* » (Golse, 1999 *in* Giust-Desprairies, 2014) qui organisent notre façon d'habiter le monde et d'orienter le sens de notre vie.

Conclusion

L'accès aux soins est à ce jour considéré comme l'un des principaux éléments de l'intégration des populations migrantes : la santé des populations migrantes est corrélée positivement avec leur intégration sociale et leur productivité (Dominicé Dao, 2009 ; Sargent et Larchanché, 2011). En revanche une maladie qui ne trouve pas une écoute adaptée peut contribuer à l'aggravation de la maladie ainsi qu'au processus de marginalisation.

Cependant, alors que les migrants constituent virtuellement le cinquième pays du monde (Eytan, 2010), force est de constater que les soignants ont des difficultés à s'adapter aux enjeux de la mondialisation, bien que leurs pratiques se situent au cœur des changements sociaux et culturels – pour paraphraser Rossi (2003). Malgré cela, la rencontre interculturelle (Leanza, 2007) semble encore aujourd'hui révéler de nombreuses problématiques et tensions qui se figent souvent sous les « questions culturelles » tout en provoquant des stigmatisations dans le soin et des pratiques discriminantes (Rousseau, Guzder 2014 ; Kirmayer *et al.*, 2014 ; Cognet, 1999 ; Cognet *et al.*, 2001 ; Bouznah *et al.*, 2007 ; Bétancourt, 2006). Ces expériences de discrimination pèsent sur la construction subjective des sujets qui souffrent de la conjonction des facteurs sociaux et affectifs (De Gaulejac, 2009 ; Soulet, 2009). Leurs expériences révèlent l'interaction entre facteurs objectifs et subjectifs, entre déterminants sociaux et vécus des souffrances individuelles, entre dimensions

---

sociologie, ni fermer sur moi l'univers de la science. Tout ce que je sais du monde, même par science, je le sais à partir, d'une vue mienne ou d'une expérience du monde sans laquelle les symboles de la science ne voudraient rien dire » (Merleau-Ponty, 1945).

politiques (Fassin, 2004) et composantes intimes de leurs parcours de vie.

L'analyse met alors en exergue des configurations affectives qui, dans la prise en charge en santé mentale, demandent la délicate tâche clinique de ne pas médicaliser ce qui relève d'une souffrance sociale, ni de culturaliser des configurations identitaires saisies par le processus de mondialisation, et de ne pas considérer les affects uniquement au prisme des déterminants sociaux de la santé.

Notre approche implique un basculement de la relation et du savoir entre professionnels de santé et usagers (Arar *et al.*, 2007), qui deviennent ainsi informateurs et co-constructeurs d'une offre de soin centrée sur la personne, cohérente, en accord avec les enjeux et les défis des demandes de santé contemporaines. Cela permet de repenser le bénéficiaire de soin comme forme de savoir vivante principale, tout en s'éloignant d'un maillage dicté par les représentations de l'autre et, dans la santé mentale, par les modèles psychiatriques.

À travers quelques témoignages, nous avons exploré les répercussions intimes que des pratiques discriminantes produisent sur les sujets de notre étude. Notamment le poids des « *rencontres manquées* » dans l'intervention clinique (Beneduce, 2009) qui concourent à produire des formes d'invisibilité. En nous éloignant de toutes études qui proposent un lien direct entre déterminismes sociaux et réactions subjectives – et donc de toutes simplifications ou généralisations de l'être humain – nous avons pu observer que les sujets mobilisent des affects, réagissent et tentent de se défendre face aux injonctions et assignations vécues. Dans l'intervention clinique, cette démarche est cohérente avec une offre de soin centrée sur la personne. Cela permet de construire et reconstruire autour de « *ce qui importe* » pour les personnes (Kleinman, 2007) en tenant compte de toutes les facettes de leur identité, bien au-delà de leurs spécificités culturelles (Collet et Veith, 2013, p. 37), qui, aujourd'hui encore, semblent motiver la plupart des interventions cliniques en milieu interculturel.

Fondamentalement, chaque individu a le besoin et le désir de ressentir l'appartenance à la société dans laquelle il vit et c'est lorsque ce sentiment fait défaut que le sujet peut subir la marginalisation (Wint, 2014, p. 184). Les personnes migrantes et réfugiées font ainsi l'expérience de mécanismes de ségrégation, de stigmatisation et de discrimination. Notre terrain donne à voir des situations récurrentes qui caractérisent les interactions soignants/soignés au sein desquelles les professionnels sont impliqués dans des scénarii qui cherchent à réduire l'anxiété surgissant de la rencontre avec l'autre à travers des processus de violence, d'instrumentalisation (Barus-Michel, 2004) et de discrimination.

Ces « *partages ratés* » peuvent être « *déniés* » et « *résolus au plus vite* » dans un souci de technicité et d'urgence propre au système psychiatrique, qui se trouve de plus en plus sollicité dans un contexte de clinique de l'extrême (Pestre, 2008). Mais par ailleurs, en construisant une position réflexive sur notre propre pratique, nous pouvons les entendre comme des événements analyseurs[44] (Lapassade, 1971) de la relation transculturelle.

Dès lors, nous pouvons constater que les sujets ont leur propre idée de ce qui les fait souffrir et de ce qui pourrait les aider à rebondir, même dans les situations les plus douloureuses. Ils interpellent leurs trajectoires de soin dans une posture qui relève du compromis. D'une part, ils sont contraints par des discriminations institutionnelles ; d'autre part, ils font preuve de marges d'action qu'ils expriment avec une gamme d'émotions diverses. Bien évidemment, cela se passe dans une relation matérialisée et symbolique qui appelle à la médiation entre les sujets et les institutions : d'où l'importance de pouvoir entendre ces affects et les penser ensemble comme objet tiers de la relation thérapeutique.

Furtos nous suggère une citation de Ravon : « *Aujourd'hui, ceux qui font vraiment de la politique, ce sont les cliniciens de la clinique psychosociale [...]. Cela signifie [...] qu'ils constatent les effets psychiques de l'organisation contemporaine du vivre ensemble, en produisant une analyse psychosociale sur les enjeux de notre temps* » (Ravon, 2009, p. 138). À ce sujet, les services de santé peuvent être des lieux susceptibles d'« *amortir considérablement l'impact du stigmate ou au contraire (de) le renforcer* » (Ferez et Thomas, 2012 *in* Héas et Dargère, 2014, p. 13). Le champ de la santé mentale incarne donc un travail social et politique à même de faire émerger des espaces de soins qui pourraient faire l'objet d'une nouvelle

[44] Dans une perspective psychosociale, l'événement analyseur fait apparaître le *non-dit* partagé parmi les individus qui participent à un contexte spécifique dans un moment historique spécifique. Pour cela, l'événement analyseur « *provoque l'apparition du sens dans la société* », (Lapassade, 1971, p. 188).

interprétation, montrant qu'ils peuvent devenir des lieux de réflexion, d'échanges et de pratiques engagées qui dépassent le simple accès à des traitements biomédicaux (Lebouché et Lévy, 2011).

Bibliographie

Agier M. (2012), « Penser le sujet, observer la frontière. Le décentrement de l'anthropologie », *L'Homme*, n° 203-204, pp. 51-75.

Aïach P., Fassin D. (2004), « L'origine et les fondements des inégalités sociales de santé », *Revue du Praticien*, n° 54, pp. 2221-2227.

Arar D., Bernard R.-P., Coquerelle C., Irep D., Kauffer ., Klopp S., Orofiamma R., Trost M. (2007), « À l'écoute de la folie. Avec un collectif d'infirmiers en psychiatrie », *Nouvelle revue de psychosociologie*, 2/2007, n° 4, pp. 159-179.

Barus-Miche J. (2004), *Souffrance, sens et croyance. L'effet thérapeutique,* Érès.

Beneduce R. (2009), *Frontiere dell'identità e della memoria. Etnopsichiatria e migrazioni in un mondo creolo*, FrancoAngeli.

Beneduce R. (2007), *Etnopsichiatria. Sofferenza mentale e alterità tra storia, dominio e cultura*, Carocci.

Bennegadi R. (2007), « Acculturation et résilience : tactiques et stratégies » *in Résilience* (Aïn J.), Érès, pp. 237-242.

Benoist J. (2001), « Médecine, psychiatrie et ethnologie : les relations entre approche clinique et approche ethnographique. L'écoute, le regard, le langage : affrontement ou convergence de deux pratiques ? », *Tohu-bohu de l'inconscient : paroles de psychiatres, regards d'anthropologues. Actes de colloque*, La Ferme du Vinatier.

Berry J. (1996), *Acculturation et adaptation,* Communication présentée au sixième congrès de l'ARIC.

Bétancourt J.-R., Green A.-R., Carrillo J.-E. *et al.* (2005), « Cultural competence and health care disparities : key perspectives and trends », *Health Affairs*, n° 24, pp. 499-505.

Bétancourt J.-R. (2006), « Cultural competency : providing quality care to diverse populations », *Consult. Pharm.*, n° 21 (12), pp. 988-995.

Biehl J. G., Good B., Kleinman A. (2009), *Subjectivity : Ethnographic investigations*, University of California Press.

Blanco M. (2000), *L'inconscio come insiemi infiniti. Saggio sulla bi-logica*, Biblioteca Einaudi.

Bouznah S., Lewertowski C., Margot-Duclot A. (2007), « Une nouvelle alliance contre la maladie ou Quand les jinnas viennent visiter les médecins », *Douleurs Évaluation – Diagnostic – Traitement*, 8, 1, pp. 8-16.

Brodwin P. (2013), *Everyday Ethics : Voices From the Front Line of Community Psychiatry*, University of California Press.

Butler J. (2007), *Le récit de soi*, PUF.

Camilleri C. (1990), *Stratégies identitaires*, PUF.

Carli R., Paniccia R. M. (2003), *Analisi della domanda. Teoria e tecnica dell'intervento in psicologia clinica*, Il Mulino.

Castel R. (2009), *La montée des incertitudes : travail, protections, statut de l'individu*, Le Seuil.

Châtel V., Soulet M.-H. (2002), *Négociation identitaire et capacité d'action,* colloque en 2001 à Université de Fribourg : « Faire face et s'en sortir », Éditions universitaires.

Cognet M. (1999), *Migrations, groupes « d'origines » et trajectoires : vers une ethnicisation des rapports socioprofessionnels ? : Une étude de cas dans un établissement public de santé de la région Île-de-France*, Atelier National de Reproduction des Thèses.

Cognet M., Hoyez A.-C., Poiret C. (2012), « Éditorial : Expériences de la santé et du soin en migration : entre inégalités et discriminations », *Revue européenne des migrations internationales* [en ligne], vol. 28, n° 2/2012. Mis en ligne le 10 octobre 2012, consulté le 4 janvier 2017.

Cognet M., Verghnes M., CLSC Côte-des-Neiges (2001), *Services de santé et services sociaux en milieu pluriethnique : Bilan critique de recherche 1997-2000*, CLSC Côte-des-Neiges, Centre de recherche et de formation.

Cohen-Emerique M. (2015), *Pour une approche interculturelle en travail social*, 2e éd., Presse de l'EHESP.

Collet B., Veith B. (2013), Table ronde « Les migrations au regard des récits de vie » organisée autour du dossier éponyme paru dans *Migrations Société*, n° 145, Université Paris-Sorbonne – Maison de la Recherche.

Csordas T. (1994), « The Body as representation and being-in-the-world » *in Embodiment and Experience* (Csordas T. (ed.)), Cambridge University Press, pp. 1-24.

De Certeau M., Giard L., Mayol P. (1994), *L'invention du quotidien 2. Habiter, cuisiner*, Gallimard.

Décriaud E. (2008), « Se détendre par la contrainte : une injonction paradoxale », *Journal des anthropologues*, nos 112-113, http://jda.revues.org/777

Desclaux A. (2011), « Des représentations du risque à la « médicalisation de l'existence » : Médecins, femmes, risque de transmission du VIH et procréation en France », *in Les sociétés méditerranéennes face au risque : représentations* (Cousin B.), Institut Français d'Archéologie Orientale, pp. 243-255.

Dominicé Dao M. (2009), « Consultation transculturelle en milieu hospitalier », *in Clinique de l'exil : chroniques d'une pratique engagée* (Goguikian Ratcliff B., Strasser O.), Georg Éditeur, c ll. « Médecine Société ».

Durand B. (2017), « Maladies mentales et société », *in Santé mentale et société* (Coutanceau R., Bennegadi R., Cyrulnick B. (dir.)), Dunod, coll. « Psychothérapies ».

Élias N. (2003), *La civilisation des mœurs*, Pocket [1993].

Pestre E. (2008), « Anna, un sujet en quête d'asile. Les effets psychiques du système politique sur le réfugié et son thérapeute », *L'information psychiatrique*, n° 6, vol. 84, pp. 569-576. DOI 10.3917/inpsy.8406.0569.

Pestre E. (2016), « Argument », *Cliniques méditerranéennes*, 2, n° 94, pp. 5-8.
DOI 10.3917/cm.094.0005.

Pestre E. *et al.* (2016), « Ségrégations à l'hôpital. De quelques figures de l'étranger dans la relation de soin », *Cliniques méditerranéennes*, *op. cit.*, pp. 51-68.
DOI 10.3917/cm.094.0051.

Eytan A., Durieux-Paillard S. (2010), « Interculturel psychique contre interculturel social, ou quand les idéologies éclipsent la clinique », *Médecine & Hygiène*, n° 1, vol. 30, pp. 11-14.

Farmer P. (1997), « On Suffering and Structural Violence : A View from Below », *in Social Suffering* (Kleinmann A., Das V., Lock M. (Eds)), pp. 261 -283, University of California Press.

Fassin D. (2004), *Des maux indicibles. Sociologie des lieux d'écoute*, La Découverte.

Felder A. (2009), « Les activités de demandeurs d'asile au service de la résistance à l'assignation », *Nouvelle revue de psychosociologie*, 1, n° 7, pp. 119-136.
DOI 10.3917/nrp.007.0119

Fernando S., Campling J. (2002), *Mental health, race, and culture*, Palgrave.

Furtos J. (2009), « Les effets cliniques de la souffrance psychique d'origine sociale », *in La souffrance sociale : nouveau malaise dans la civilisation* (Soulet M.H. (dir.)), Academic Press, vol. 31, pp. 119-138.

Fustier P. (1999), *Le travail d'équipe en institution. Clinique de l'institution médico-sociale et psychiatrique*, Dunod.

Gaulejac de V. (2009), « Souffrances objectives, souffrances subjectives », *Destins politiques de la souffrance*, Érès, pp. 47-59.

Giddens A. (1991), *Modernity and Self-Identity. Self and Society in the Late Modern Age*, Standford, Standford University Press.

Giust-Desprairies F. (2014), *L'imaginaire collectif*, Érès.

Giust-Desprairies F., Faure C. (2015), *Figures de l'imaginaire contemporain*, Édition des Archives Contemporaines.

Goffman E. (1968), *Asiles, Études sur la condition sociale des malades mentaux*, Éditions de Minuit (1re éd. 1961).

Goffman E. (1975), *Stigmate, Les usages sociaux des handicaps*, Éditions de Minuit.

Grard J. (2011), *Frontières invisibles. L'expérience de personnes prises en charge au long cours par la psychiatrie publique en France*, thèse soutenue à l'EHESS, soutenue le 25 octobre 2011.

Héas S., Dargère C. (2014), *Les porteurs de stigmates. Entre expériences intimes, contraintes institutionnelles et expressions collectives*, L'Harmattan, coll. « Des Hautes & DéBATS ».

Hudelson P. (2004), « Editorial Culture and quality : an anthropological perspective » *International Journal for Quality in Health Care*, vol. 16, 5, pp. 345-346.

Jaffre Y. (2003), « Le souci de l'autre : audit, éthique professionnelle et réflexivité des soignants en Guinée », *Autrepart*, 4, n° 28, p. 95-110. DOI 10.3917/autr.028.0094

Jodelet D. (2005), « Formes et figures de l'altérité », *in L'Autre : Regards psychosociaux* (Sanchez-Mazas M., Licata L.), Presses de l'Université de Grenoble, c ll. « Vies Sociales », pp. 23-47.

Jodelet D. (dir), (1994), *Les représentations sociales*, PUF.

Kaës R. (2013), *Un singulier pluriel : La psychanalyse à l'épreuve du groupe*, Dunod.

Kirmayer L. *et al.* (2011), « Common Mental Health Problems in Immigrants and Refugees : General Approach in Primary Care », *CMAJ*, 6, 183 : 12, 959-67.

Kirmayer L. J., Guzder J., Rousseau C. (2014), *Cultural Consultation : Encountering the Other in Mental Health Care*, Springer.

Kleinmann A. (1988), *The illness narratives : suffering, healing, and the human condition*, Charles Scribner's Sons.

Kleinmann A. (2007), *What really matters : Living a moral life amidst uncertainty and danger*, Oxford University Press.

Kobelinsky C. (2010), *Le temps de l'accueil des demandeurs d'asile en France. Une ethnographie de l'attente*, Éditions du Cygne.

Kotobi L. (2000), « Le malade dans sa différence : les professionnels et les patients migrants africains à l'hôpital », *Hommes et Migrations,* « Santé : Le traitement de la différence », n° 1225 (mai-juin), pp. 62-72.

Lacaze L. (2008), « La théorie de l'étiquetage modifiée, ou l'"analyse stigmatique" revisitée », *Nouvelle revue de psychosociologie*, 1, n° 5, pp. 183-199.
DOI 10.3917/nrp.005.0183.

Lapassade (G.) (1971), « L'analyse institutionnelle », *L'Homme et la société*, « Sociologie et marxisme », n° 19, pp. 185-192.

Larchanché S. (2010), « Anxiétés culturelles et régulation institutionnelle : santé mentale "spécialisée" et "souffrance immigrée" », thèse soutenue à l'EHESS, en cotutelle avec Washington University.

Larchanché S., Sargent C. (2009), « The Construction of "Cultural Difference" and its Therapeutic Significance in Immigrant Mental Health Services in France », *Culture, Medicine and Psychiatry*, n° 33, vol. 1, pp. 2-20.

Le Breton D. (1998), *Les passions ordinaires. Anthropologie des émotions,* Armand Colin.

Leanza I. (2007), « De l'imposition normative au traitement de la différence » *in Éthique de l'altérité. La question de la culture dans le champ de la santé et des services sociaux* (Cognet M., Montgomery C), Pul, coll. « Sociétés, Cultures et Santé », pp. 215-237.

Lebouche B., Lévy J. (2011), « Récits de souffrance et VIH/sida : réflexions sur quelques enjeux anthropologiques et éthiques du témoignage », *Alterstice*, 1 (2), pp. 97 - 108.

Link B.G. *et al.* (1992), « The consequences of stigma for persons with mental illness : evidence from the social sciences », *in Stigma and Mental Illness* (P.J. Fink, A. Tasman (dir.)), Washington, American Psychiatric Press, pp. 87-96.

Mei I. (2010), *Rifugiati. Fare e disfare il ruolo di vittima*. En ligne : http://www.contextus.org/files/
Rifugiati._Fare_e_disfare_il_ruolo_di_vittima-2.pdf

Merelau-Ponty M. (1945), *Phénoménologie de la perception*, La Librairie Gallimard, NRF.

Mousset S. (2011), « L'enfant et l'adolescent dans la famille migrante : transmission et enjeux psychiques », *in Transmission Familiale et Interculturelle* (Guerraoui Z., Reveyrand-Coulon O. (dir.)), In Presse, pp. 27-41.

Musso S., Sakoyan J., Mulot S. (2012), « Migration et circulations thérapeutiques : Odyssées et espaces », *Anthropologie et Santé*, n° 5, pp. 1-12.

Mutabazi E., Philippe P. (2010), *Les discriminations*, Le Cavalier Bleu.

Quaranta I. (2006), *Antropologia Medica*, Raffaello Cortina Editore.

Rechtman R. (2010), « De la psychiatrie à la régulation sociale », *in Le souci de l'humain : un défi pour la psychiatrie* (Chiland C. *et al.*), Érès, pp. 55-70.

Ricœur P. (1990), *Soi-même comme un autre*, Seuil.

Roelandt J.-L., Caria A., Benradia I., Defromont L. (2010), « Perceptions sociales du "fou", du "malade mental" et du "dépressif" en population générale en France » *in La stigmatisation en psychiatrie et en santé mentale* (Giordana J. Y. (dir.)), Masson.

Rossi I. (2003), « Mondialisation et sociétés plurielles ou comment penser la relation entre santé et migration », *Médecine & Hygiène*, 2455, pp. 2039-2042.

Rossi I. (2013), *Introduction au congrès Santé mentale et Sociétés Plurielles : de la différence culturelle à la diversité*, 14 au 15 novembre, UNIL.

Roudinesco E., Plon M. (1997), *Dictionnaire de la psychanalyse*, Fayard.

Rousseau C., Guzder J. (2014), *Working with culture : clinical methods in cultural psychiatry*, PSYT Workshop, McGill University.

Rouzel J. (2010), « La supervision d'équipe en travail social : le retour ! », *Journal des Psychologues*, 1, n° 274, pp. 63-65.

Sargent C., Larchanché S. (2011), « Transnational Migration and Global Health : The Production and Management of Risk, Illness, and Access to Care », *Annual Review of Anthropology*, vol. 40, pp. 345-361.

Soulet M. H. (2009), *La souffrance sociale : nouveau malaise dans la civilisation*, vol. 31, Academic Press.

Sue D. W., Capodilupo C. M., Torino G. C., Bucceri J. M., Holder A.M.B., Nadal K.L., Esquilin M. (2007), « Racial microaggressions in everyday life : Implications for clinical practice », *American Psychologist*, vol. 62, 4, pp. 271-286. http://dx.doi.org/10.1037/0003-066X.62.4.271

Wievorka M. (2008), « Différence culturelle et inégalités sociales : analyser pour mieux agir », *in Le travail social face aux discriminations* (Boucher M.), Aux lieux d'être, pp. 91-105.

Wint S. (2014), « Community consultation and Mediation with Racialized and Marginalised Minorities », *in Cultural Consultation. Encountering the Other in Mental Health Care* (Kirmayer, Laurence, Guzder, Jaswant, Rousseau, Cécile (eds.)), Springer.

« Nous pouvons constater que les sujets ont leur propre idée de ce qui les fait souffrir et de ce qui pourrait les aider à rebondir, même dans les situations les plus douloureuses. Ils interpellent leurs trajectoires de soin dans une posture qui relève du compromis. D'une part, ils sont contraints par des discriminations institutionnelles ; d'autre part, ils font preuve de marges d'action qu'ils expriment avec une gamme d'émotions diverses. Bien évidemment, cela se passe dans une relation matérialisée et symbolique qui appelle à la médiation entre les sujets et les institutions : d'où l'importance de pouvoir entendre ces affects et les penser ensemble comme objet tiers de la relation thérapeutique »

Daria Rostirolla

Le nouveau traitement juridique contre l'éloignement du territoire des étrangers malades en France et devant la Cour européenne des droits de l'homme : quelle efficacité ?

Marion BLONDEL

Marion Blondel est docteure en droit public. Elle a soutenu en 2015 une thèse intitulée *La personne vulnérable en droit international* à l'université de Bordeaux. Elle enseigne à l'Université de Bordeaux et s'intéresse notamment au droit des migrations, et plus largement au droit public (interne, européen et international).

Introduction

La campagne en vue de l'élection présidentielle de mai 2017 a – encore une fois – relancé le débat, dans un sens de plus en plus « décomplexé », du droit au séjour en France des étrangers[45] malades. Désormais redondante, la proposition de suppression de l'aide médicale d'État – qui offre une couverture de soins minimale aux résidents étrangers en situation irrégulière et précaire en France depuis plus de trois mois – a été soutenue par trois des candidats[46]. La

[45] En droit français, la condition des étrangers est régie par le Code de l'entrée et du séjour des étrangers et du droit d'asile. La personne migrante est ainsi essentiellement saisie en droit par le prisme de sa nationalité, qui le soumet à un corpus juridique différent de celui du français.

[46] Cf. Marine Le Pen, *144 Engagements présidentiels, Marine 2017*, Chapitre IV : « Une France juste, Engagement n° 71 », p. 11 ; Nicolas Dupont-Aignan, *Debout la France !, Le projet de Nicolas Dupont-Aignan pour l'élection présidentielle 2017*, « Nos mesures pour rétablir la cohésion dans notre pays », point 10, p. 62 ; François

question de l'éloignement de l'étranger malade a également été évoquée. Il faut dire qu'environ 6 000 nouveaux titres sont délivrés chaque année en France sur le fondement de l'état de santé[47]... ce qui représente environ 3 % des admissions au séjour des étrangers de pays tiers à l'Union européenne[48]. Même si l'on tient compte des renouvellements – environ 20 000 par an – il s'agit donc d'une source d'immigration relativement marginale.

La délivrance d'un titre de séjour à un étranger en raison de son état de santé relève aujourd'hui de la loi du 7 mars 2016 relative au droit des étrangers s'inspirant de la loi Chevènement de 1998. Le texte prévoit la délivrance de plein droit d'un titre de séjour temporaire portant la mention « vie privée et familiale » à l'étranger ne constituant pas une menace à l'ordre public, dont l'« *état de santé nécessite une prise en charge médicale dont le défaut pourrait avoir [...] des conséquences d'une exceptionnelle gravité* » et qui ne peut pas « *bénéficier effectivement d'un traitement approprié* » dans son pays d'origine[49]. Si l'étranger ne remplit pas ces conditions, le titre de séjour n'est pas accordé sur ce fondement et il pourra, à défaut d'autres critères lui permettant un séjour régulier, être éloigné du territoire français. Les mesures d'éloignement correspondent à des décisions pouvant être prises par l'administration en vue de contraindre un étranger à quitter le territoire français, par exemple en cas de séjour illégal, de retrait de titre de séjour, ou encore de menace à l'ordre public. On distingue plusieurs mesures d'éloignement, qui peuvent frapper l'étranger non-européen[50]. La plus fréquente est l'obligation de quitter le territoire français[51], qui peut accompagner le refus de séjour ou sanctionner le séjour illégal en France. Elle oblige à quitter la France dans un délai de trente jours ou, dans certains cas,

---

Fillon, *Mon projet pour la France, Fillon 2017*, Mieux gérer pour garantir l'avenir de l'assurance maladie, p. 39.

[47] Code de l'entrée et du séjour des étrangers et du droit d'asile, art. L. 313-11 al. 11.

[48] Ministère de l'Intérieur, Direction générale des étrangers en France, *L'admission au séjour – les titres de séjour*, source AGDREF/DSED, publication du 16 janvier 2017. L'admission au séjour des ressortissants de pays tiers à la désignation du titre « étranger malade » concerne 6 325 titres en 2010, 6 122 en 2011, 6 396 en 2012, 5 986 en 2013, 6 912 en 2014, 6 555 en 2015 et 6 785 (estimés) en 2016.

[49] Code de l'entrée et du séjour des étrangers et du droit d'asile, art. L. 313-11 al. 11.

[50] Nous ne présenterons ici que les principales.

[51] Code de l'entrée et du séjour des étrangers et du droit d'asile, art. L. 511-1 à L. 511-4.

sans délai. Elle se distingue de l'expulsion[52], qui vise uniquement les étrangers représentant une menace à l'ordre public.

La situation particulière d'un étranger malade remet en cause l'application stricte de ces règles. Sa vulnérabilité – entendue comme une faiblesse particulière qui le prédispose à la réalisation d'un risque grave – justifie le principe de la mise en place d'un régime particulier de protection. Ainsi, le Code de l'entrée et du séjour des étrangers et demandeurs d'asile prévoit l'impossibilité de prononcer une obligation de quitter le territoire français ou une mesure d'expulsion[53]. C'est alors le contenu de ce régime qui porte à discussion et trouve une résonance particulière dans un contexte politique visant à la « maîtrise » des flux migratoires. La thématique n'est pas exclusivement française et la Cour européenne des droits de l'homme a ainsi eu à se prononcer sur des cas d'éloignement d'étrangers malades par les États parties à la Convention européenne des droits de l'homme. Ce texte n'accorde en effet ni droit à la santé, ni droit au séjour pour raison de santé en tant que tels. L'analyse de la conformité aux droits fondamentaux de l'éloignement de l'étranger malade va ainsi s'opérer le plus souvent sur le fondement des articles 2 (droit à la vie) et 3 (prohibition de la torture et des traitements inhumains et dégradants) de la Convention. Si les arrêts de la Cour européenne des droits de l'homme ont un caractère déclaratoire, les États se sont cependant engagés à s'y conformer dans les litiges qui les concernent, et commettraient un fait internationalement illicite en s'en écartant. La jurisprudence de la Cour a donc une influence essentielle sur le droit interne des États membres[54].

Dans un contexte de « crise des migrants » – selon l'expression aussi répandue qu'inopportune[55] et qui pourrait plutôt être qualifiée de

---

[52] Code de l'entrée et du séjour des étrangers et du droit d'asile, art. L. 521-1 à L. 521-5.

[53] Pour l'obligation de quitter le territoire : art. L. 511-4 al.10 ; pour l'expulsion : art. L. 521-3 al. 5.

[54] « *La jurisprudence se définit dans un sens large comme l'ensemble des décisions de justice qui sont rendues pendant une certaine période dans une matière, dans une branche ou dans l'ensemble du droit. Dans un sens plus étroit, il s'agit de l'ensemble des décisions concordantes rendues par les juridictions sur une même question de droit* », cf. en ce sens : *Fiches d'orientation*, Dalloz, avril 2017, V. « Jurisprudence ».

[55] Dans les discours politique et médiatique, la notion de « crise » renvoie à une situation « anormale » et revêt indéniablement une connotation péjorative. Il semble

« crise de l'accueil » – la question de l'éloignement de l'étranger malade faisait, ces dernières années, l'objet d'une tendance relativement persistante au durcissement, tant dans l'ordre européen que dans l'ordre interne. Dans l'ordre européen, une décision de la Cour européenne des droits de l'homme de décembre 2016, revient sur une décennie jurisprudentielle contestée, et renoue avec une lecture plus protectrice des étrangers malades en matière d'éloignement. Ces tergiversations illustrent les dilemmes qui agitent la Cour relativement à cette question, qui balance entre la nécessité de protection de la personne qui justifie son existence et la prise en considération des protestations des États dans un climat de repli national, qui conditionne sa pérennité[56]. Dans l'ordre interne français, la loi du 4 mars 2016 vise, relativement à la procédure de délivrance des documents de séjour et à la protection contre l'éloignement pour raison de santé, à « *favoriser une application plus homogène sur l'ensemble du territoire de l'appréciation médicale portée sur l'état de santé de l'étranger eu égard au traitement approprié dont il pourrait bénéficier effectivement dans le pays dont il est originaire ou dans lequel il est susceptible d'être renvoyé et d'améliorer la prévention des fraudes* »[57]. Tant dans l'ordre interne qu'européen, ces évolutions invitaient ainsi à l'optimisme quant à la protection de l'étranger malade contre l'éloignement du territoire, en réponse aux critiques

---

que la « crise » porte moins sur le droit applicable aux migrants et à leur protection qu'aux migrants eux-mêmes.

56 La légitimité de la Cour est en effet régulièrement critiquée. Cf. en ce sens : dans son discours au siège du Conseil de l'Europe le 25 janvier 2012, David Cameron accusait la Cour, à propos de la décision CEDH, 6 octobre 2005, *Hirst c. Royaume Uni,* req. n° 74025/01 de « *mettre à mal sa propre réputation en contrôlant des décisions nationales qui ne nécessitent pas de l'être* ». En France, l'arrêt CEDH, 26 juin 2014, *Mennesson c. France,* req. n° 65192/11 imposant à l'État de reconnaître la filiation des enfants nés de mères porteuses à l'étranger a suscité de vives critiques – ainsi, l'Entente parlementaire pour la famille (un collectif de députés et sénateurs UMP ou UDI) énonçait alors qu'« *en statuant de la sorte, la CEDH porte atteinte, également, à une forme de souveraineté de la France dans un domaine très sensible, celui de l'éthique* ».

57 Information du 29 janvier 2017 relative à l'application de la loi n° 2016-274 relative au droit des étrangers en France (dispositions relatives à la procédure de délivrance des documents de séjour et à la protection contre l'éloignement pour raison de santé, applicables à compter du 1er janvier 2017), NOR : INTV1638902J.

nourries de la part de nombreuses associations depuis plusieurs années[58].

Qu'il s'agisse de la protection offerte par le droit français ou par la Cour européenne, deux éléments sont au cœur de l'analyse pour prononcer une mesure d'éloignement d'un étranger malade : la gravité de sa pathologie ainsi que les conséquences de sa non prise en charge, et la disponibilité des soins dans le pays de renvoi. Si le premier élément pose la question du caractère déterminant de l'expertise médicale et donc du pouvoir accordé au médecin dans le contexte actuel, c'est la seconde condition qui, malgré les évolutions évoquées, est aujourd'hui au centre des discussions. S'il existe bien des raisons d'espérer l'amélioration du traitement juridique contre l'éloignement des étrangers malades (I.), l'efficacité de celui-ci suscite cependant de nombreuses questions (II.).

1. L'efficacité annoncée du nouveau traitement juridique contre l'éloignement des étrangers malades

Un espoir d'amélioration de la protection des étrangers malades contre l'éloignement du territoire s'est récemment manifesté par un retour progressif à un niveau de protection antérieurement assuré par la Cour européenne des droits de l'homme (A.). Cet espoir s'observe également – sans lien direct de corrélation – dans le droit nouvellement applicable en France (B.).

1.1 La « convalescence »[59] de la protection de l'étranger malade devant la Cour européenne des droits de l'homme

La protection de l'étranger malade contre l'éloignement a évolué en lien avec les revendications protectionnistes de certains États, se développant d'abord de manière inquiétante dans la jurisprudence de la Cour (1.). La mise en œuvre de cette protection s'est en effet durcie au fil des affaires soumises à la Cour pendant près d'une vingtaine

58 Cf. en ce sens le Rapport de l'Observatoire du droit à la santé des étrangers (janvier 2015), *Les personnes étrangères malades et leurs proches ont le droit de vivre dignement en France.*

59 Certains auteurs parlent à cet égard de « *réconciliation* » : Klausser N., « Malades étrangers : la CEDH se réconcilie (presque) avec elle-même et l'Humanité », *La Revue des droits de l'homme*, Actualités Droits-Libertés, mis en ligne le 2 février 2017.

d'années. Elle a cependant connu récemment un assouplissement salutaire (2.).

a. Une protection de l'étranger malade aux développements inquiétants

Sur la question de l'éloignement des étrangers, la Cour européenne considère, depuis 1985, que « *d'après un principe de droit international bien établi les États ont le droit, sans préjudice des engagements découlant pour eux de traités, de contrôler l'entrée des non-nationaux sur leur sol* »[60]. Cette affirmation du principe de souveraineté nationale est néanmoins tempérée par le fait que la protection offerte par les articles 2 et 3 de la Convention s'applique sans restriction, à tout individu, qu'il soit national ou étranger. Ainsi, de jurisprudence constante, la Cour estime que ces dispositions impliquent « *l'obligation de ne pas expulser* » lorsqu'il y a des motifs sérieux et avérés de croire que l'intéressé courra, dans le pays de destination, « *un risque réel d'être soumis à un traitement contraire* »[61] aux articles 2 ou 3 de la Convention. Appliquée aux étrangers malades, cette jurisprudence devrait logiquement amener la Cour à considérer contraire à la Convention tout renvoi d'un étranger souffrant d'une pathologie « grave » qui ne peut effectivement être prise en charge dans le pays de destination et qui l'expose à des conséquences d'une exceptionnelle gravité sur son état de santé ou sa vie[62]. L'arrêt de référence, *D. contre Royaume-Uni* du 2 mai 1997, avait ainsi admis que la mise à exécution de la décision d'expulser emporte violation de l'article 3 « *compte tenu des circonstances très exceptionnelles de l'affaire et des considérations humanitaires impérieuses qui sont en jeu* »[63].

---

[60] CEDH (plén), 28 mai 1985, *Abdulaziz, Cabales et Balkandali c. Royaume-Uni*, req. n° 9214/80; 9473/81; 9474/81, § 67.

[61] CEDH (GC), 28 février 2008, *Saadi c. Italie*, req. n° 37201/06, § 125.

[62] Ainsi, à plusieurs occasions, la Cour avait en effet affirmé que « *la souffrance due à une maladie survenant naturellement, qu'elle soit physique ou mentale, peut relever de l'article 3 si elle se trouve ou risque de se trouver exacerbée par un traitement – que celui-ci résulte de conditions de détention, d'une expulsion ou d'autres mesures – dont les autorités peuvent être tenues pour responsables* ». Cf. en ce sens : CEDH, 29 avril 2002, *Pretty c. Royaume-Uni*, req, n° 2346/02, § 52.

[63] CEDH, 2 mai 1997, *D. c. Royaume-Uni*, req. n° 30240/96, § 54.

Cette jurisprudence entraîna les protestations de certains États, arguant du risque « *d'appel d'air* »[64] d'étrangers malades vers leurs territoires, et de « *la charge déraisonnable* »[65] liée à leur prise en charge. C'est dans ce contexte que la Cour a progressivement modifié sa jurisprudence, ouvrant par là même la possibilité aux États membres d'adapter leur législation interne dans un sens moins protecteur. La Cour de Justice de l'Union européenne s'en était d'ailleurs directement inspirée dans ses deux décisions du 18 décembre 2014, avec pour conséquence, dans l'arrêt *Mohamed M'Bodj contre État belge*, d'exclure les étrangers malades du champ d'application de la directive 2004/83/CE (dite Directive « qualification »)[66], pilier du régime d'asile européen commun[67].

L'arrêt *N. contre Royaume-Uni* de 2008[68] était ainsi symptomatique de la prise en considération de ces revendications protectionnistes. La Cour avait alors à déterminer si l'éloignement d'une jeune ougandaise ayant fait une demande d'asile en Grande Bretagne et souffrant d'une « *infection à VIH accompagnée d'une immunodépression extrêmement forte et d'une diffusion du bacille de Kock* »[69] était compatible avec l'article 3 de la Convention. En l'espèce, la Cour avait estimé que la situation n'était pas marquée par des « *circonstances très exceptionnelles* », telles que visées dans l'arrêt *D. contre Royaume Uni*, et que les conditions n'étaient pas réunies pour soulever la question sous l'angle de l'article 3. Elle constatait que même si le traitement est difficile à obtenir dans son pays d'origine, le fait qu'il y existe suffit à exonérer le pays d'accueil. La Cour ajoutait alors que « *l'article 3 ne fait pas obligation à l'État contractant de*

---

64 Cet argument a d'ailleurs encore été employé récemment en France lors des discussions relatives à la loi du 7 mars 2016. Cf. Assemblée nationale, XIVe législature, Session extraordinaire de 2014-2015, Projet de loi immigration, Compte rendu intégral, Première séance du jeudi 23 juillet 2015.

65 Cf. en ce sens : Compte rendu n° 89 de l'examen du projet de loi relatif à l'immigration, à l'intégration et à la nationalité, Commission des lois constitutionnelles, de la législation et de l'administration générale de la République, 15 septembre 2010.

66 CJUE (GC), 18 décembre 2014, *Mohamed M'Bodj c. État belge*, Aff. C-542/13, §§ 39-40 ; CJUE (GC), 18 décembre 2014, *Centre public d'action social d'Ottignies-Louvain-la-Neuve c. Moussa Abdida*, Aff. C-562/13.

67 Cf. Commission européenne, « Le régime d'asile européen commun », Union européenne, 2014.

68 CEDH, 27 mai 2008, *N. c. Royaume Uni*, req. n° 26565/05.

69 *Ibidem*, § 9.

pallier les [...] disparités en fournissant des soins de santé gratuits et illimités à tous les étrangers dépourvus du droit de demeurer sur son territoire »[70].

Malgré une opinion dissidente particulièrement véhémente de certains juges[71], et les conséquences funestes de l'affaire *N. contre Royaume Uni* (la requérante étant effectivement décédée peu après son éloignement), la Cour a néanmoins poursuivi dans la voie de l'interprétation restrictive de l'article 3 dans le cas de l'éloignement des étrangers malades. En témoigne notamment l'affaire *Yoh-Ekale Mwanje contre Belgique*[72] du 20 décembre 2011, où la Cour écarte la violation par ricochet de l'article 3 s'agissant de l'éloignement vers le Cameroun d'une jeune femme atteinte par le VIH, alors que l'accès aux traitements médicaux adéquats est très aléatoire dans ce pays et que priver la requérante de ceux-ci aura nécessairement pour conséquence de détériorer son état de santé et d'engager son pronostic vital. La Cour énonce notamment : « *l'état de santé de la requérante est stabilisé grâce à l'administration des médicaments (...). Elle n'est donc pas dans un "état critique" et elle est apte à voyager* »[73]. Cette affaire avait suscité l'indignation de plusieurs juges, qui s'étaient exprimés dans une opinion partiellement concordante commune[74], démarche rare, laquelle énonce : « *Nous pensons qu'un seuil de gravité aussi extrême – être quasi-mourant – est difficilement compatible avec la lettre et l'esprit de l'article 3, un droit absolu qui fait partie des droits les plus fondamentaux de la Convention et qui concerne l'intégrité et la dignité de la personne. (...) Nous espérons que la Cour puisse un jour revoir sa jurisprudence sur ce point* ». Dans un contexte de critique de la Cour européenne des droits de l'homme par certains États membres[75], et étant donné le caractère sensible de la question de l'éloignement des étrangers, ces juges s'étaient néanmoins estimés tenus de ne pas aller à l'encontre de la décision, au risque de remettre en cause la sécurité juridique mais

---

70 *Ibid.*, § 44.

71 *Ibid.*, Opinion dissidente commune aux juges Tulkens, Bonello et Spielmann.

72 CEDH, 20 mars 2012, *Yoh-Ekale Mwanje c. Belgique*, req. n° 10486/10.

73 *Ibidem*, § 83.

74 *Ibid.* Opinion partiellement concordante commune aux juges Tulkens, Jociene, Popovic, Karakas, Raimondi et Pinto de Albuquerque.

75 Cf. *supra* note 9.

aussi l'autorité de chose jugée d'une solution[76] adoptée par la formation solennelle de la Cour.

b. Un assouplissement salutaire de la jurisprudence de la Cour

L'assouplissement tant appelé par ces juges prendra corps en décembre 2016[77] : l'affaire *Paposhvili contre Belgique* vient consacrer une avancée considérable pour la protection des étrangers malades contre les mesures d'éloignement. Elle concerne un ressortissant géorgien dont le droit de séjour en Belgique au titre de l'asile a été refusé cependant qu'il est diagnostiqué atteint de plusieurs pathologies graves (notamment une leucémie lymphoïde chronique engageant son pronostic vital, et la tuberculose). Dans un premier arrêt du 17 avril 2014, la Cour européenne des droits de l'homme avait considéré que les conséquences du renvoi en Géorgie sur l'état de santé du requérant n'étaient pas suffisamment graves pour atteindre le seuil de gravité des « *cas très exceptionnels* » visés dans l'arrêt *N. contre Royaume Uni*[78]. Le 13 décembre 2016, la Grande Chambre conclut au contraire à la violation de l'article 3, estimant « *qu'il faut entendre par "autres cas très exceptionnels" pouvant soulever [...] un problème au regard de l'article 3 les cas d'éloignement d'une personne gravement malade dans lesquels il y a des motifs sérieux de croire que cette personne, bien que ne courant pas de risque imminent de mourir, ferait face, en*

[76] « *La chose jugée correspond à l'effet attaché au contenu de l'acte juridictionnel par lequel le juge tranche les prétentions qui lui ont été soumises* » : cf. *Fiches d'orientation*, Dalloz, juillet 2016, V. « Autorité de la chose jugée ».

[77] L'affaire *Josef c. Belgique* (CEDH [GC], 19 mars 2015, *Josef c. Belgique*, n° 70055/10) laissait déjà présager une évolution jurisprudentielle favorable, mais fut close par un règlement amiable mettant un terme à la procédure. Dans l'affaire *Paposhvili c. Belgique*, la Cour saisit l'occasion : bien que le requérant soit décédé en cours de procédure, elle considère que « *d'importantes questions se trouvent en jeu dans la présente affaire, notamment en ce qui concerne l'interprétation de la jurisprudence relative à l'expulsion des étrangers gravement malades* » (CEDH (GC), 13 décembre 2016, *Paposhvili c. Belgique*, req. n° 41738/10, § 132).

[78] CEDH, 17 avril 2014, *Paposhvili c. Belgique*, req. n° 41738/10, § 118 : « *La Cour a toutefois considéré que cela n'impliquait pas que les non-nationaux qui sont sous le coup d'un arrêté d'expulsion puissent revendiquer un droit à rester sur le territoire d'un État partie afin de continuer à bénéficier de l'assistance et des services médicaux, sociaux ou autres fournis par cet État. La décision d'expulser un étranger atteint d'une maladie physique ou mentale grave vers un pays où les moyens de traiter cette maladie sont inférieurs à ceux disponibles dans l'État partie n'est en effet susceptible de soulever une question sous l'angle de l'article 3 que dans des cas très exceptionnels, lorsque les considérations humanitaires militant contre l'expulsion sont impérieuses* ».

raison de l'absence de traitements adéquats dans le pays de destination ou du défaut d'accès à ceux-ci, à un risque réel d'être exposée à un déclin grave, rapide et irréversible de son état de santé entraînant des souffrances intenses ou à une réduction significative de son espérance de vie »[79].

La Cour pose ainsi deux nouveaux critères, alternatifs – les « *souffrances intenses* » et la « *réduction significative de l'espérance de vie* » consécutives au défaut de soins – qui font franchir le seuil de gravité nécessaire au constat de la violation de l'article 3 de la Convention[80].

Ce faisant, la Cour abaisse le seuil de gravité pour lequel l'éloignement d'un étranger gravement malade peut constituer un traitement inhumain et dégradant.

1.2 Les progrès apparents de la protection de l'étranger malade en droit français

La protection française de l'étranger malade contre l'éloignement a récemment été modifiée, d'abord par la jurisprudence du conseil d'État (1.) puis par la loi du 4 mars 2016 (2.). Ces évolutions vont dans le sens d'une protection accrue de l'étranger malade contre l'éloignement du territoire.

a. Une amélioration d'abord jurisprudentielle

Dans les années 2010, la législation et la jurisprudence françaises étaient plus protectrices que le standard minimum fixé alors par la Cour européenne. Ainsi, l'arrêt du Conseil d'État du 7 avril 2010, *Jabnoun et Bialy* du Conseil d'État reconnaissait que, pour apprécier la nature et la gravité des risques d'un défaut de prise en charge médicale dans le pays de renvoi, un étranger malade peut se prévaloir du fait que, même si des possibilités de traitement existent en théorie, il ne pourrait en bénéficier effectivement compte tenu de son inaccessibilité socio-économique ou de circonstances exceptionnelles liées à sa situation personnelle. Par ce revirement de jurisprudence, le Conseil d'État consacrait alors une approche *in concreto* de la

[79] *Ibidem*, § 183.

[80] En effet, selon la jurisprudence constante de la Cour, pour tomber sous le coup de l'article 3 de la Convention, un acte de mauvais traitement doit atteindre un minimum de gravité. Cf. en ce sens : CEDH (Plén.), 7 juillet 1989, *Soering c. Royaume-Uni*, req. n° 14038/88.

situation du requérant, plus favorable que sa jurisprudence antérieure qui analysait la seule existence du traitement.

Postérieurement à cette jurisprudence du Conseil d'État, la loi du 16 juin 2011 avait pourtant illustré que la marge laissée par la jurisprudence européenne tendait à être rattrapée par la France. Selon le texte de la loi du 16 juin 2011, l'obligation de quitter le territoire français ou l'expulsion étaient impossibles concernant l'étranger « *résidant habituellement en France dont l'état de santé nécessite une prise en charge médicale dont le défaut pourrait entraîner pour lui des conséquences d'une exceptionnelle gravité, sous réserve de l'absence d'un traitement approprié dans le pays de renvoi, sauf circonstance humanitaire exceptionnelle appréciée par l'autorité administrative après avis du directeur général de l'agence régionale de santé* »[81]. Cette loi était donc moins favorable à l'étranger malade que la législation antérieure. La loi du 7 mars 2016 semble en revanche aller dans le sens de la jurisprudence de 2010 du Conseil d'État.

b. Une amélioration législative en demi-teinte

La nouvelle législation, actuellement en vigueur, loi du 7 mars 2016, modifie respectivement les articles L. 511-4 et L. 521-3 du CESEDA : il n'est pas possible de prononcer ces mesures d'éloignement pour « *l'étranger résidant habituellement en France si son état de santé nécessite une prise en charge médicale dont le défaut pourrait avoir pour lui des conséquences d'une exceptionnelle gravité et si, eu égard à l'offre de soins et aux caractéristiques du système de santé du pays de renvoi, il ne pourrait pas y bénéficier effectivement d'un traitement approprié* »[82]. Ainsi, entre le texte de 2011 et celui de 2016, certaines conditions restent inchangées : la résidence habituelle en France de l'étranger et l'exceptionnelle gravité des conséquences d'une absence de prise en charge sont toujours exigées. En revanche, certaines évolutions sont remarquables. La loi de 2011 faisait de l'éloignement le principe, et le refus d'éloignement l'exception[83]. Il fallait de plus

[81] Pour l'obligation de quitter le territoire français : art. L. 511-4 CESEDA ; pour l'expulsion : art. L. 521-3 CESEDA.

[82] Ces dispositions sont le miroir de l'article L. 311-11 qui octroie dans ces mêmes conditions la carte de séjour temporaire portant la mention « vie privée et familiale » de plein droit, sauf cas de menace à l'ordre public.

[83] Cf. CESEDA, art. L. 511-4 al. 10 modifié par la loi n° 2011-672 du 16 juin 2011 (version en vigueur du 18 juillet 2011 au 1er novembre 2016 : « *sauf circonstance*

une absence de disponibilité du traitement dans le pays de renvoi. Ces deux conditions impliquaient que dès lors que les soins pouvaient être dispensés dans le pays d'origine, la personne retournait systématiquement chez elle. La loi du 7 mars 2016 intègre quant à elle le caractère effectivement disponible des soins dans le pays de renvoi, en tenant compte de l'offre de soins et des caractéristiques du système de santé du pays de renvoi. C'est donc, dans le texte, une avancée en faveur de l'étranger malade par rapport au texte de 2011. Cependant, cette avancée peut être nuancée : en réalité, dès 2011 quelques semaines après avoir pris cette disposition, le ministre de la Santé adressait aux agences régionales de santé (ARS) une instruction[84] les invitant à une interprétation restrictive du nouveau texte, dans la mesure où une appréciation objective de ses critères est difficile[85]. Dans les débats parlementaires du 21 juillet 2015, l'ancien ministre de l'Intérieur Bernard Cazeneuve énonçait d'ailleurs à l'attention de ses opposants : « *ces nouvelles dispositions, qui définissent des critères objectifs, ne changent rien dans les faits [...] nous ne changeons rien à l'état de fait et nous contentons d'inscrire dans le texte des dispositions conformes à ce qui est possible* »[86]. Le champ des possibles semblant être appréhendé de manière restreinte par l'ancien Premier ministre, il est ainsi permis de penser que, sur ce point, la pratique ne semble pas devoir changer par rapport à celle sous l'empire du texte antérieur[87].

La jurisprudence de la Cour européenne des droits de l'homme et la législation française semblent s'orienter vers une meilleure protection de l'étranger malade contre les mesures d'éloignement, mais ces avancées sont encore imparfaites.

---

humanitaire exceptionnelle appréciée par l'autorité administrative après avis du directeur général de l'agence régionale de santé »).

[84] Instruction n° DGS/MC1/RI2/2011/417 du 10 novembre 2011 relative aux recommandations pour émettre les avis médicaux concernant les étrangers malades atteints de pathologies graves.

[85] *Ibidem*, p. 3.

[86] Assemblée nationale, XIVe législature, Session extraordinaire de 2014-2015, Compte rendu intégral, Première séance du mardi 21 juillet 2015, Droit des étrangers, art. 10.

[87] Cf. *infra*, § II. B. 1.

2. L'efficacité questionnée du traitement juridique contre l'éloignement des étrangers malades

Si le serment d'Hippocrate fait référence à Panacée, la déesse grecque prodiguant aux hommes des remèdes, celui-ci ne s'applique qu'aux médecins (et encore, sans valeur contraignante). Malgré les avancées présentées préalablement, la protection juridique de l'étranger malade contre l'éloignement du territoire révèle des failles, tant devant la Cour européenne des droits de l'homme (A.) que dans le droit interne français (B.). La jurisprudence de la Cour souffre en effet d'imprécisions qui peuvent être préjudiciables à l'étranger. Le droit français quant à lui semble prendre, malgré les avancées annoncées, un virage clairement sécuritaire.

2.1 Une protection par la Cour européenne des droits de l'homme souffrant d'imprécisions

L'amélioration de la protection des étrangers malades contre l'éloignement par l'arrêt *Paposhvili contre Belgique* souffre des imprécisions laissées par la Cour sur certains éléments, notamment sur l'évaluation de l'offre de soin dans le pays de renvoi (1.) et sur l'autorité compétente pour réaliser cette évaluation (2.).

a. Des imprécisions sur l'évaluation de l'offre de soin dans le pays de renvoi

Dans son arrêt du 13 décembre 2016, la Cour indique qu'« *il y a lieu pour les autorités de l'État de renvoi de vérifier au cas par cas si les soins généralement disponibles dans l'État de destination sont suffisants et adéquats en pratique pour traiter la pathologie dont souffre l'intéressé* »[88]. D'abord, le droit européen des droits de l'homme n'apporte aucune définition de la notion de « soin », pourtant centrale dans ce contentieux. La question trouve notamment une prégnance particulière relativement aux pathologies psychiatriques, qui constituent le premier fondement des demandes de titre de séjour pour soins en France[89] : il reviendra ainsi à l'État de déterminer si

---

[88] CEDH (GC), 13 décembre 2016, *Paposhvili contre Belgique*, *préc.*, § 189.

[89] Cf. en ce sens : Klausser N. (2017), « La régularisation pour soins des étrangers : symptômes d'une pathologisation d'un droit de l'homme », *La Revue des droits de l'homme*, n° 11, mis en ligne le 10 janvier 2017 : selon les chiffres de la Direction générale des étrangers en France et de la Direction générale de la santé, publiés en 2016 et portant sur l'année 2013, relatifs aux avis rendus par les médecins des ARS sur les demandes de titres de séjour pour raisons de santé, les principales pathologies

l'accompagnement du patient relève ou non de la notion de « soins », ou si seul le traitement médicamenteux peut être pris en considération. La Cour indique ensuite que ces soins doivent être « *suffisants et adéquats* », sans proposer de véritables critères d'évaluation de ces caractères, là où certaines législations listent, au moins, des critères généraux[90]. Cette absence est regrettable dans la mesure où l'évaluation objective de l'offre de soins est une opération par nature délicate. En effet, elle se fonde généralement sur une présentation par les autorités nationales[91], qui ne correspond pas toujours à la réalité, ou sur des documents internationaux ou communiqués par des autorités consulaires[92], qui revêtent souvent un caractère administratif[93]. Enfin, la Cour ajoute, dans le même paragraphe, qu'il « *ne s'agit pas [...] de savoir si les soins dans l'État de destination seront équivalents ou inférieurs à ceux qu'offre le système de santé de l'État de renvoi* »[94]. Elle admet ainsi que certains éléments essentiels ne seront pas pris en considération dans l'évaluation de l'offre de soin du pays de renvoi, comme la qualité des traitements, l'éventualité de ruptures d'approvisionnement en médicaments, ou encore la présence éventuelle d'un marché parallèle de médicaments contrefaits. La Cour relativise ainsi la portée de la protection matérielle octroyée à l'étranger malade. Cette idée est renforcée par la reprise de l'argument selon lequel il n'existe pas une « *quelconque obligation pour l'État de renvoi de pallier les disparités entre son système de soins et le niveau de traitement existant dans l'État de destination, en fournissant des soins de santé gratuits et illimités à tous les étrangers dépourvus du droit de demeurer sur son territoire* »[95]. On peut voir ici une volonté des juges de Strasbourg de rassurer les États soucieux de la préservation de leur marge nationale d'appréciation.

---

pour lesquelles sont rendus des avis sont les maladies psychiatriques (23,2 %), le VIH (13,7 %), les hépatites (9,4 %) et le diabète (7,2 %).

90 Cf. en ce sens pour la France : instruction n° DGS/MC1/RI2/2011/417 du 10 novembre 2011 relative aux recommandations pour émettre les avis médicaux concernant les étrangers malades atteints de pathologies graves, p. 3.

91 CEDH, (GC), 13 décembre 2016, *Paposhvili contre Belgique*, *préc.*, §§ 159 à 164.

92 Cf. en ce sens : CEDH, 20 octobre 2015, *G.S. c. France*, req. n° 39747/15.

93 Cf. *infra*, II. B. 2.

94 CEDH (GC), 13 décembre 2016, *Paposhvili contre Belgique*, *préc.*, § 189.

95 *Ibidem*, § 192.

b. Une imprécision sur l'autorité compétente pour évaluer les risques en cas de retour

Une imprécision de la Cour concerne ensuite un aspect procédural, puisqu'elle ne mentionne pas l'autorité compétente pour procéder à l'évaluation médicale des risques en cas de renvoi. Elle laisse ainsi l'État déterminer l'instance en charge. Or, « *si cela ne pose pas de difficultés pour des pays tels que la Belgique ou la France*[96] *qui sont dotés d'une procédure à cet effet, cela pourrait s'avérer plus problématique pour des pays dans lesquels de telles procédures* ad hoc *n'existent pas. Les éléments produits par l'étranger étant de nature médicale, il reviendrait à des autorités médicales indépendantes de l'autorité de police de les apprécier, et ce dans le respect de règles déontologiques* »[97]. En effet, dans un contexte de repli et de méfiance à l'égard de l'étranger malade, l'un des risques, qui fait d'ailleurs l'objet de critique en France[98], est la tendance à la politisation d'une question pourtant essentiellement sanitaire, par le rattachement de l'évaluation médicale à une autorité sous la tutelle d'un ministère autre que le ministère de la santé. À défaut de précision par la Cour européenne sur ce point, l'État n'est pas lié sur la qualité des instances devant procéder à cette opération délicate, en particulier au regard de la préservation du secret médical.

2.2 Une protection par la législation française souffrant de la mainmise du ministère de l'Intérieur.

Si la loi du 7 mars 2016 semble plus favorable à l'étranger malade que ne l'était la législation antérieure[99], les modifications applicables au 1er janvier 2017 soulèvent cependant des interrogations. L'une des principales concerne le transfert de l'évaluation médicale des

---

96 « *Si tant est que l'on puisse considérer que ces procédures ne posent pas de problème. Pour exemple, en France, la nouvelle procédure instaurée par la loi du 7 mars 2016 prévoit que c'est le même médecin qui doit émettre des avis lorsqu'une personne assignée à résidence ou placée en rétention oppose des éléments médicaux à son éloignement. Or, il n'y a qu'un seul médecin de l'Office français de l'immigration et de l'intégration pour couvrir la "zone sud-ouest" de la France, la Réunion et Mayotte, ou pour la zone "ouest", les Antilles et la Guyane. Ce qui risque de poser quelques difficultés, que ce soit en termes de volume à traiter par une seule personne, ou tout simplement de décalage horaire* ».

97 Klausser N., « Malades étrangers : la CEDH se réconcilie (presque) avec elle-même et l'Humanité », *op. cit.*

98 Cf. *infra* B. 1.

99 Cf. *supra*, § I.

étrangers demandant un titre de séjour pour raison de santé, des ARS, qui relèvent au ministère de la Santé, vers l'Office Français de l'Immigration et de l'Intégration (OFII), rattaché au ministère de l'Intérieur (1.). Ce transfert laisse, par ailleurs, ouvert certains questionnements sur des pratiques critiquables (2.). En effet, la pratique préfectorale relative à la prise en considération de l'évaluation médicale témoigne encore aujourd'hui d'une conception de la migration pour raison de santé plus sécuritaire que tournée vers la protection de la personne.

a. L'évaluation médicale de l'étranger transférée à l'OFII

Le titre de séjour accordé pour raison médicale est au croisement des questions de santé et d'immigration. Avant l'entrée en vigueur de la nouvelle législation, cette voie d'accès au territoire incarnait le dernier bastion en dehors du champ d'intervention du ministère de l'intérieur. Le respect du secret médical lui interdisait en effet d'intervenir sur la phase médicale de la procédure. Le ministre n'avait ainsi légalement aucun pouvoir sur la décision d'octroi d'un titre de séjour. La loi du 7 mars 2016 implique le risque, avec ce transfert de l'évaluation médicale à l'OFII, que les étrangers malades soient désormais appréhendés sous le prisme de leur extranéité plus que sous celui de leur maladie. Le fait que les médecins de l'OFII soient nommés par le directeur général de cette instance, lequel est lui-même nommé par décret du ministre de l'Intérieur, interroge en effet sur la neutralité axiologique de la démarche. On peut en effet interpréter ce transfert comme la manifestation « *d'une mainmise croissante du ministère de l'intérieur sur l'ensemble des pans migratoires* », « *comme l'aboutissement d'un processus de rationalisation de l'action administrative* »[100] en matière de contrôle de l'immigration pour raisons de santé.

De plus, ce transfert complexifie la procédure pour les étrangers malades. Sous l'empire de la loi de 2010, l'évaluation médicale des demandes de titres de séjour pour raison médicale était effectuée par les médecins de l'ARS. Concrètement, l'étranger malade consultait un praticien hospitalier ou un médecin agréé par la préfecture qui réalisait un bilan de santé complet. Son dossier était transmis ensuite à un médecin ARS, chargé d'évaluer le bien-fondé de la demande de titre

[100] Martin A. (5 janvier 2017), « Étrangers malades : le ministère de l'Intérieur joue au docteur », *Alternatives économiques.*

de séjour en fonction de la disponibilité d'un traitement adéquat dans son pays d'origine. Ce médecin rédigeait un avis (généralement concis) qui permettait d'éclairer la décision préfectorale de délivrance. En pratique, cette procédure était appliquée de façon disparate selon les préfectures. Ainsi, le taux d'avis favorables rendus par les médecins ARS variait considérablement d'une région à l'autre[101]. Cette procédure, imparfaite, a été remplacée par une procédure plus complexe. Le décret du 28 octobre 2016 pris pour l'application de la loi du 7 mars 2016 prévoit, en effet, qu'en plus de la consultation chez un praticien hospitalier ou un médecin agréé prévue par l'ancienne procédure, les demandeurs doivent désormais consulter un médecin de l'OFII, lequel pourra exiger des examens complémentaires. Le rapport médical sera ensuite étudié par un collège national de médecins de l'OFII qui aura la possibilité de rencontrer l'étranger, et de prescrire, s'il le juge nécessaire, des examens complémentaires. À l'issue de cette double consultation et évaluation collégiale, un avis concis rédigé par le collège national de l'OFII est transmis au préfet, à qui appartient la décision finale d'octroi du titre de séjour[102].

D'ailleurs, le texte prévoit que l'identité de la personne sera contrôlée par les autorités médicales à chacune de ces étapes[103], afin d'endiguer, selon l'OFII, la recrudescence des demandes frauduleuses sur le fondement de la maladie. Cette question de la vérification d'identité constitue une autre source d'inquiétudes pour certaines associations de protection des étrangers. Elles craignent notamment que seul un document d'identité officiel ne soit accepté. En effet, contrairement à d'autres demandeurs tenus de présenter un passeport en cours de validité pour déposer une demande de titre de séjour en préfecture, la vulnérabilité particulière de l'étranger malade justifiait un régime dérogatoire lui permettant de prouver son identité par tout moyen afin

---

[101] *Ibidem* : « *En 2014, seulement 40 % des avis rendus étaient favorables en Midi-Pyrénées, contre 70 % en Picardie et plus de 90 % en Haute-Normandie. Le taux d'avis pouvait aussi changer selon le médecin ARS. En Haute-Garonne par exemple, le taux d'avis défavorables est passé de 7 % à 60 % entre 2013 et 2014 après la nomination d'un nouveau médecin ARS* »

[102] Décret n° 2016-1456 du 28 octobre 2016 pris pour l'application de la loi n° 2016-274 du 7 mars 2016 et portant diverses dispositions relatives à l'entrée, au séjour et au travail des étrangers en France, *JORF* n° 0254 du 30 octobre 2016, texte n° 14, art. 8.

[103] *Ibidem.*

d'entamer une procédure administrative[104]. Cette tendance à la limitation des moyens de preuve de l'identité, qui s'observe également dans la jurisprudence actuelle relative aux mineurs isolés étrangers demandeurs d'asile[105], pourrait avoir pour effet de priver de protection certains étrangers.

Ces craintes sont-elles fondées ? La présentation du premier rapport annuel de l'OFII devant le Parlement, prévue pour le début 2018, devrait permettre d'évaluer les effets que ce transfert emportera sur le droit au séjour pour les étrangers malades.

b. Des pratiques critiquables adoubées

La loi de 2016 laisse persister des critiques antérieures, qui témoignaient d'une conception déséquilibrée de la migration pour raison de santé en faveur de préoccupations strictement sécuritaires. En effet, si l'article L. 313-11 al. 11 du Code de l'entrée et du séjour

---

[104] Cf. CESEDA, art. L. 313-11, dans sa rédaction issue de la loi du 20 novembre 2007 relative à la maîtrise de l'immigration, à l'intégration et à l'asile applicable à l'espèce : « *Sauf si sa présence constitue une menace pour l'ordre public, la carte de séjour temporaire portant la mention "vie privée et familiale" est délivrée de plein droit : [...] 11° À l'étranger résidant habituellement en France dont l'état de santé nécessite une prise en charge médicale dont le défaut pourrait entraîner pour lui des conséquences d'une exceptionnelle gravité, sous réserve qu'il ne puisse effectivement bénéficier d'un traitement approprié dans le pays dont il est originaire* » ; CE, réf. susp., 30 novembre 2011, n° 351584.

[105] Cf. Cour de cassation, civile, Chambre civile 1, 11 mai 2016, n° 15-18.731. L'affaire concerne un jeune malien dont la minorité avait été contestée par l'ASE de Paris alors qu'il avait produit deux documents officiels – une carte d'identité et un acte de naissance maliens – établissant sa minorité. La juge des enfants rejeta sa demande de protection au motif qu'il ne s'était pas présenté à l'examen osseux ordonné pour déterminer son âge réel, et ce sans expliquer en quoi la force probante des deux actes était mise en doute. Sollicitée en appel, l'expertise des documents étrangers par le bureau de la fraude documentaire de la police aux frontières les jugera authentiques, ce qui n'emporta pourtant pas la conviction du juge. La décision du 26 mars 2015, confirmée par la Cour de cassation le 11 mai 2016 donne son plein effet à l'exception prévue par l'article 47 du Code civil, qui prévoit que l'acte de l'état civil étranger dressé à l'étranger suivant les formes locales fait foi « *sauf si d'autres actes ou pièces détenus, des données extérieures ou des éléments tirés de l'acte lui-même établissent (...) que cet acte est irrégulier, falsifié ou que les faits qui y sont déclarés ne correspondent pas à la réalité* ». Les « *données extérieures* » eurent ici un poids crucial : l'existence d'erreurs chronologiques dans son récit de vie, l'absence de présentation à l'expertise osseuse, une « attitude » ne corroborant pas sa minorité eurent raison de deux actes juridiques jugés authentiques.

des étrangers et du droit d'asile constitue en pratique souvent « la dernière chance » de régularisation d'un étranger visé par une mesure d'éloignement, et que le caractère délicat de la preuve de l'allégation d'une raison de santé peut servir la fraude, le contrôle de cet accès au séjour ne doit pas tomber dans l'excès inverse, faisant peser une suspicion généralisée sur des personnes déjà vulnérables. Ce prisme s'observait déjà à différents niveaux, tant dans la pratique de terrain, illustré par exemple par une atteinte récurrente au secret médical au guichet des préfectures[106], que dans la pratique préfectorale en elle-même. En effet, déjà sous l'empire de la loi antérieure, le préfet n'est pas lié par l'avis du médecin de l'ARS : même lorsque l'avis du médecin énonce une indisponibilité des soins dans le pays de renvoi, le préfet peut quand même prendre une décision négative. En effet, comme le souligne le Conseil d'État, l'avis du médecin de l'ARS « *n'est que consultatif et (...) le préfet qui s'estimerait lié par un tel avis commettrait une erreur de droit* »[107]. Il devient ainsi difficile de contester le refus préfectoral[108]. Le préfet, et le juge administratif saisi en cas de refus de séjour pour soin, effectuent ainsi eux-mêmes l'évaluation de la disponibilité des soins dans le pays de renvoi.

Cette situation sollicite d'autant plus de questionnements que l'évaluation de la disponibilité des soins est une opération délicate. Elle repose essentiellement sur la base de rapports internationaux ou des autorités nationales, ou encore d'informations émanant de l'ambassade de France dans ce pays. Le recours au médecin-conseil de l'ambassade de France est une pratique fréquente des préfectures à l'appui de leurs contre-enquêtes médicales visant à contredire les avis des médecins de l'ARS[109]. Elle est parfaitement illustrée par un arrêt de la Cour européenne des droits de l'homme du 12 novembre 2015,

---

[106] À titre d'illustration, le certificat médical « non descriptif » (précisant que le demandeur remplit les conditions fixées par la loi) est exigé de manière quasi systématique et figure dans la liste des pièces à fournir de nombreuses préfectures. Cette exigence n'est prévue par aucun texte et génère la confusion tant chez les praticiens de santé que chez les agents administratifs. Il arrive en pratique souvent qu'un document destiné au médecin instructeur de la santé publique soit ouvert par un agent administratif. Cf. en ce sens : Rapport de l'OSDE (juillet 2015), *La régularisation pour raison médicale : un bilan de santé alarmant, 1998 – 2008 : dix ans d'application du droit au séjour des étrangers malades*.

[107] CE, 6 janvier 2006, *Préfet de police c. Mohammed*, n° 274989.

[108] Cf. en ce sens : CAA Lyon, 5 février 2015.

[109] CAA Lyon, 3 décembre 2015 ; CAA Lyon, 5 novembre 2015, 14LY03969 ; CAA Lyon, 23 avril 2015.

G.S. contre France : le gouvernement français avait présenté, à l'appui de sa décision d'éloignement d'un ressortissant arménien et contre l'avis du médecin de l'ARS, des documents fournis par l'ambassade de France en Arménie. Or, ces documents – en l'espèce un courriel du médecin de l'ambassade, et une lettre de l'institut de santé des enfants et adolescents en Arménie concernant les structures existantes pour les affections psychologiques – sont souvent très généraux et imprécis[110]. Ils ont d'abord un caractère purement administratif, dans la mesure où les ambassades n'ont généralement pas les moyens d'effectuer une évaluation complète et en temps réel de la disponibilité des soins. L'objectivité de ces documents est par ailleurs discutable : pour des raisons diplomatiques, il peut être délicat pour une ambassade de mettre en cause la qualité des soins dans le pays où elle est présente. D'ailleurs, lorsqu'en 2008, le secrétaire général au ministère de l'Immigration demande à diverses ambassades de remplir un questionnaire sur la disponibilité des soins, certains médecins d'ambassade vont s'y refuser, jugeant ces fiches-pays comme manquant d'objectivité[111].

La collecte objective d'informations fiable n'étant ainsi pas évidente, la Cour européenne a été amenée, dans l'affaire *G.S. contre France*, à déclarer la requête irrecevable. En effet, « *d'après les informations fournies par le gouvernement et les documents produits [...], les soins et médicaments nécessaires au traitement du requérant semblent bien être assurés en Arménie. Ainsi, les médicaments dont le requérant a besoin sont accessibles, tout comme la prise en charge dans l'un des établissements psychiatriques [...]. Rien n'indique qu'il serait privé de ces traitements en cas de retour dans son pays d'origine* »[112]. De manière générale, dans cette situation, certains médecins de ARS estiment à l'inverse que le doute relatif à la disponibilité des soins devrait profiter à celui exposé au risque.

110 Cf. en ce sens : TA Lyon, 5 juillet 2013, n° 1402307, ou TA Lyon, 8 octobre 2013, n° 1404501.

111 Télégramme diplomatique relatif à la procédure « étrangers malades » adressé par le secrétaire général au ministère de l'Immigration, de l'Intégration, de l'Identité nationale et du Développement solidaire aux ambassades, 2008.

112 CEDH, 20 octobre 2015, *G.S. c. France*, req. n° 39747/15.

Conclusion

Au cours des derniers mois, la législation française et le droit européen ont affiché une volonté claire d'amélioration de la protection de l'étranger malade contre l'éloignement du territoire. La récente jurisprudence de la Cour européenne des droits de l'homme témoigne d'un retour à une protection plus importante que celle développée durant la dernière décennie. De son côté, le droit français offre toujours une protection plus importante que le standard exigé par la Cour. Si la marge laissée par le juge européen avait été plus largement utilisée sous le droit précédemment applicable, la loi du 4 mars 2016 affirme son objectif de renforcer cette protection. Cependant, ces deux systèmes imbriqués de l'étranger malade souffrent de failles importantes. La jurisprudence de la Cour européenne conserve de conséquentes imprécisions et certaines tournures sont ostensiblement destinées à ménager les susceptibilités des États relativement à la préservation de leur souveraineté sur la question de l'éloignement des étrangers. Dans l'ordre interne français, la loi du 4 mars 2016 énonce avoir pour objectif, relativement à la procédure de délivrance des documents de séjour et à la protection contre l'éloignement pour raison de santé, de « *favoriser une application plus homogène sur l'ensemble du territoire de l'appréciation médicale portée sur l'état de santé de l'étranger eu égard au traitement approprié dont il pourrait bénéficier effectivement dans le pays dont il est originaire ou dans lequel il est susceptible d'être renvoyé et d'améliorer la prévention des fraudes* »[113]. Le transfert de l'évaluation des soins à l'OFII et le maintien de procédures antérieures critiquables mettent peut-être en réalité l'accent sur ce dernier objectif. Dans un tel contexte, la Ligue des droits de l'homme appelle ainsi le droit européen à clarifier la situation des étrangers gravement malade[114] en les catégorisant comme personnes sollicitant une protection internationale en raison de leur état de santé[115].

---

[113] Information du 29 janvier 2017 relative à l'application de la loi n° 2016-274 relative au droit des étrangers en France (dispositions relatives à la procédure de délivrance des documents de séjour et à la protection contre l'éloignement pour raison de santé, applicables à compter du 1er janvier 2017), NOR : INTV1638902J.

[114] Martin A., « Étrangers malades : le ministère de l'Intérieur joue au docteur », *op.cit.*

[115] Par deux arrêts du même jour, la Cour de Justice de l'Union européenne a en effet exclu les étrangers malades du champ d'application des articles 6 et 15 de la directive 2004/83/CE (Directive « qualification ») (CJUE (GC), 18 décembre 2014, *Mohamed M'Bodj c. État belge*, Aff. C-542/13) ; tout en tirant de la directive 2008/115/CE (Directive « retour ») la nécessité de les faire bénéficier d'une protection juridictionnelle effective, matérialisée par un droit de recours suspensif à l'encontre des décisions de

« LA SITUATION PARTICULIÈRE D'UN ÉTRANGER MALADE REMET EN CAUSE L'APPLICATION STRICTE DE CES RÈGLES. SA VULNÉRABILITÉ – ENTENDUE COMME UNE FAIBLESSE PARTICULIÈRE QUI LE PRÉDISPOSE À LA RÉALISATION D'UN RISQUE GRAVE – JUSTIFIE LE PRINCIPE DE LA MISE EN PLACE D'UN RÉGIME PARTICULIER DE PROTECTION ».

MARION BLONDEL

refus de titre de séjour en raison de leur état de santé, et une aide sociale (*Centre public d'action social d'Ottignies-Louvain-la-Neuve c. Moussa Abdida*, Aff. C–562/13).

QUAND LES DISCRIMINATIONS INTERROGENT LES PRATIQUES DES PROFESSIONNELS-LES DE SANTÉ ?

Gaëlle DONNARD ET Émilie JUNG

Gaëlle DONNARD est directrice de projets à l'Observatoire Régional de l'Intégration et de la Ville. Elle est juriste en droits de l'homme et s'est spécialisée sur les questions de discriminations. Elle anime régulièrement des temps d'échanges, de réflexion et de travail avec des professionnel-le-s. Elle co-anime avec Émilie Jung un groupe de travail sur les discriminations dans le champ de la santé.

Émilie JUNG est directrice adjointe de l'association Migrations Santé Alsace. Elle co-anime, avec Gaëlle Donnard, un groupe de travail de professionnel-le-s de la santé sur les discriminations. Elle intervient également régulièrement comme formatrice sur ces questions. Elle a un parcours de formation en sociologie et en économie.

Introduction

Les associations Migrations Santé Alsace et l'Observatoire Régional de l'Intégration et de la Ville ont porté pendant deux ans un groupe de travail plurisintitutionnel autour des discriminations liées à l'origine dans le domaine du soin. Les objectifs étaient de repérer les discriminations et les traitements différentiels rencontrés tout au long du parcours de soins et de réfléchir aux pistes d'action pour prévenir ces phénomènes. Après une présentation de la démarche, cet article se propose de rendre compte des deux angles d'approche issus de la réflexion : la relation soignant-e/soigné-e, les logiques systémiques liées à l'organisation du système de soins, l'organisation du travail et l'économie de la santé. Il revient ensuite sur les premiers résultats et les perspectives de travail envisagées.

Les discriminations dans le domaine sanitaire sont des phénomènes de mieux en mieux documentés par différentes enquêtes, tant dans l'accès aux soins[116], que dans la relation ou le parcours de soins[117]. Toutes ces études indiquent que les discriminations, dans le domaine de la santé, ont des conséquences à plusieurs niveaux : entrave à l'accès aux droits et aux soins des usagers-es, altération de l'état de santé des personnes, dysfonctionnements des services, souffrance au travail des professionnels-les.

Bien qu'interdites par le Code de la santé publique et le code pénal, les discriminations restent cependant mal connues et rarement abordées en tant que telles par les professionnels-les de la santé. Plusieurs raisons peuvent l'expliquer. Tout d'abord, le sujet est complexe à traiter. Les discriminations relèvent de processus protéiformes et mettent en jeu des mécanismes relevant de différents niveaux de responsabilité : individuel, institutionnel et sociétal. Le champ sanitaire est vaste et recouvre des réalités très différentes en termes de pratiques, d'institutions et de métiers. Par ailleurs, les professionnels-les de santé sont pris-es dans des arbitrages permanents, des choix à opérer, souvent dans des contextes émotionnels difficiles. Enfin, le terme même de « discrimination » est délicat à manier. Il entre en contradiction avec une représentation courante du domaine de la santé comme « *hors des relations sociales* » en lien avec les valeurs d'éthique, d'engagement et de désintéressement des soignants-es[118]. À ceci peuvent s'ajouter, du fait de l'ancrage juridique, des craintes de poursuite devant différentes instances professionnelles ou judiciaires, qui pourraient être initiées par des patients-es ou des associations les représentant.

Partant de ces constats, deux associations, Migrations Santé Alsace et l'Observatoire Régional de l'Intégration et de la Ville (ORIV)[119] ont mené, entre 2014 et 2016, une démarche réflexive avec des professionnels-les du champ sanitaire sur les discriminations liées à

---

[116] Chadelat J.-F., 2006, Despres C., 2009, Défenseur des droits, 2014.
[117] Cognet M. *et al.*, 2012, Sauvegrain P., 2012, Carde E., 2011, Bascougnano S., 2009, Fassin D. *et al.*, 2001.
[118] Cognet M. *et al.*, 2009.
[119] Migrations Santé Alsace a pour objet la promotion des personnes migrantes et de leurs familles, l'ORIV est un centre de ressources sur les questions d'intégration, de prévention des discriminations et de la politique de la ville pour la région Grand Est.

l'origine[120]. Les objectifs étaient de repérer les discriminations et les traitements différentiels rencontrés tout au long du parcours de soins et de réfléchir aux pistes d'actions pour prévenir ces phénomènes[121].

Le groupe de travail était composé d'une quinzaine de professionnels-les de différentes institutions exerçant dans le Bas-Rhin. Il reflétait la diversité du champ de la santé en termes de métiers (médecins, infirmières, cadres de santé, assistante sociale,...), de spécialités (premiers recours, gériatrie, addictologie,...) et de secteurs d'activité (hôpital, exercice libéral, association, collectivité). Cet article revient sur la démarche proposée aux professionnels-les avant de dresser une synthèse des enseignements et des perspectives de travail.

1. Partir d'une démarche empirique...

La proposition de départ était simple. Il s'agissait de travailler avec des professionnels-les du champ de la santé, dans une logique d'exploration et de co-construction, à partir des questions suivantes : Rencontrez-vous des discriminations ? Si oui, lesquelles ? Comment les repérez-vous ? Pourquoi et comment agir ? Deux éléments de méthode avaient été posés : travailler à partir du concept de discrimination et de situations professionnelles vécues.

1.1 Poser le cadre juridique des discriminations comme référentiel d'analyse

Par discrimination, nous nous référons à la définition proposée par D. Fassin *et al.*, qui s'appuie sur les travaux fondateurs de D. Lochack : « *La discrimination est un traitement inégal fondé sur l'application d'un critère illégitime* »[122]. Au vu de nos objets associatifs, notre travail a porté principalement sur le critère de l'origine étrangère réelle ou supposée des patients-es. Cette « origine étrangère » pouvait être saisie objectivement par les professionnels-le-s (par le biais de la nationalité, du lieu de naissance) ou subjectivement à partir de

[120] La mise en place de ce groupe de travail a été soutenue par le Commissariat Général à l'Égalité des Territoires (CGET) et la Direction Régionale Jeunesse, Sports et Cohésion Sociale (DRJSCS) Alsace puis Grand Est.

[121] La note de synthèse est consultable sur les sites de l'Association Migrations Santé Alsace et de l'ORIV : https://www.migrationssante.org/pole-ressources/productions/publications/#discri

[122] Fassin D. *et al.*, 2001, p 11 ; Lochack D., 1987.

marqueurs d'altérité (couleur de la peau, attribut vestimentaire, accent, etc.)[123].

Lorsqu'ils-elles s'interrogent sur l'accueil et la prise en charge des personnes immigrées, les professionnels-les de la santé et/ou les responsables administratifs-ves évoquent rarement le concept de « discrimination ». Leur réflexion s'articule davantage autour de deux autres référentiels qui sont celui des inégalités sociales de santé et celui de l'approche interculturelle.

Or, ces deux référentiels montrent plusieurs limites. Le cadre d'analyse des inégalités sociales de santé a tendance à « gommer » les enjeux des relations interethniques, les rabattant entièrement sur des enjeux de classes sociales[124]. Il est plus généralement mobilisé pour montrer l'impact des inégalités sociales sur l'état de santé que pour analyser la façon dont le système de santé les produit et les reproduit. Cela peut conforter la représentation courante d'un domaine de la santé exempt de rapports sociaux inégalitaires, de traitements différentiels, de pratiques racistes, etc. Il peut également être difficile pour les professionnels-les de s'en saisir au quotidien dans la mesure où les causes sont perçues comme extérieures au domaine du soin.

L'approche interculturelle pose d'autres difficultés. La notion de « culture » est largement utilisée pour caractériser des publics perçus comme étrangers sans que ce qu'elle recouvre ne soit clairement explicité. Elle fonctionne comme un marqueur d'altérité : les cultures des « autres » sont mises en avant mais celles des soignants-es rarement interrogées[125]. Ceci induit un risque important de

[123] Fassin D.*et al.*, *op. cit.*, p. 12.

[124] Fassin D., 2002.

[125] Z. Kessar montre, par exemple, que les responsables de formation à l'hôpital et les soignants-es, expriment des demandes d'éclairages en anthropologie se représentant cette discipline comme « *un savoir sur les autres cultures dont on peut attendre des solutions, voire des recettes pour modifier les comportements dans le sens d'une normalisation, la culture étant considérée comme ce qui fait obstacle à la réalisation des soins* ». Or, dans les actions de formation, en travaillant à partir de situations concrètes, il ressort qu'il est plus pertinent « *de mobiliser la réflexion des soignants sur la façon de répondre collectivement au problème du patient, c'est-à-dire sur leur propre fonctionnement que de répondre en termes d'informations, qui ne peuvent être que générales, sur la culture du patient* » (Kessar Z., 2000, p. 113 et p. 116).

généralisation excessive et de justifications culturalistes[126]. *In fine*, l'utilisation de ce terme par les professionnel-le-s de santé peut entraîner traitements différentiels et discriminatoires[127]

Aborder les inégalités par la notion de discrimination amène à questionner, non pas les publics (leur origine, leur sexe, leur catégorie socio-professionnelle…), mais le fonctionnement des institutions, les pratiques des professionnels-les et les normes implicites à l'œuvre.

Il ne s'agit plus de considérer les publics migrants à partir d'une différence plus ou moins radicale, mais à partir de l'exigence posée au système de santé, de l'accueil et de la prise en charge de tous et de toutes.

1.2 Construire une réflexion à partir de situations quotidiennes

Pour donner corps à la notion de discrimination, la méthode de travail a consisté, dans un premier temps, à analyser des situations concrètes rencontrées par les participants-es. L'objectif était double : identifier si la situation était discriminatoire ou présentait des risques de traitement discriminatoire ; identifier les moyens d'agir pour garantir l'égalité des droits et l'égalité de traitement. Les situations traitées ont été variées : refus de visite à domicile d'un médecin généraliste pour un patient résident en foyer, rupture de prise en charge d'une personne âgée du fait de la barrière linguistique, retard dans l'accès à une maison de retraite pour une femme gitane, abaissement de la qualité de prise en charge pour une patiente turque, etc. Ces exemples, tirés du quotidien, ont souligné la variété des formes de discrimination, certaines évidentes, d'autres plus diffuses. Ils ont permis d'analyser les processus de discrimination en prenant en compte la complexité et l'enchevêtrement des facteurs : pathologies graves, vulnérabilité sociale, barrières de la langue… Une attention particulière a été portée aux pratiques, à la dimension systémique, à la place de chacun-e dans la production des discriminations. L'analyse a ainsi tenté de dégager les différents niveaux de responsabilité : de la responsabilité

[126] Nous n'entendons pas ici le terme « culturalisme » au sens de la théorie scientifique nord-Américaine des années 1930. Nous nous inscrivons dans la définition donnée par D. Fassin qui considère le culturalisme comme une « *lecture des faits (...) qui essentialise la culture (comme une réalité en soi, déconnectée des autres réalités) et où elle en fait systématiquement une explication en dernière instance (reléguant les autres interprétations possibles)* » (Fassin D., 2005, p. 11).

[127] Fassin D., 2008, Cuche D., 2010.

individuelle d'un-e professionnel-le jusqu'aux responsabilités collectives liées au fonctionnement plus général du système de santé.

À partir de ces différentes situations, le groupe a, dans un deuxième temps, dégagé des grandes problématiques qui ont fait l'objet de temps d'échanges spécifiques : la coordination du parcours de soins, les protocoles et les normes de travail, les recours existants. L'animation a consisté à avancer « chemin faisant » en construisant les sujets de travail en écho aux préoccupations et éléments mis en avant dans les échanges.

1.3 Atouts et questionnements

Cette démarche a présenté plusieurs atouts. Proposer à des professionnels-les un temps de réflexion, dégagé des contraintes du quotidien, a permis une prise de recul. Les professionnels-les présents-es s'en sont saisis-es avec une grande qualité réflexive et un engagement dans la durée. Deux tiers étaient présents-es pendant un temps salarié et pour un tiers, il s'agissait d'un temps bénévole. La diversité du groupe en termes de profession, structure d'appartenance et domaine d'exercice a constitué un deuxième atout. Elle a permis d'embrasser de façon large le domaine de la santé et de croiser les regards pour enrichir la réflexion. Enfin, la démarche proposée a permis de donner du sens à la notion de discrimination dans les pratiques quotidiennes tout en dégageant des enjeux plus généraux[128].

Dans la mesure où la démarche était expérimentale, nous avons été amenées, en tant qu'animatrices du groupe, à nous questionner sur notre place et posture. Étions-nous à une place d'observatrices extérieures, dans la mesure où nous n'accueillions pas de public et n'étions pas directement confrontées aux mêmes problématiques ? Ou étions-nous parties prenantes en tant que participantes au système de santé[129] ? Comment laisser un espace de parole suffisamment ouvert tout en maintenant le cadre d'une réflexion sur les discriminations ? Sur quel critère pouvions-nous considérer une thématique comme

---

[128] En tant qu'animatrices du groupe, nous avons été garantes du cadre et nous nous sommes appuyées sur les études antérieures principalement issues de la sociologie (Fassin D. *et al*, 2001 ; Carde E., 2006 ; Cognet M. *et al.*, 2012).

[129] Cette question se posait de façon aiguë pour l'Association Migrations Santé Alsace qui propose un service d'interprétariat professionnel pour lever la barrière linguistique entre les professionnels-les de la santé et du social et les personnes allophones dans le but de garantir une égalité d'accès aux droits et aux soins.

« hors sujet » ? Comment proposer un espace de réflexion sans recréer de la hiérarchie entre les prises de parole et les savoirs (expérientiels, théoriques, organisationnels…) des professionnels-les ? Sans chercher à donner de réponse définitive, ces questionnements nous ont animées tout au long de la démarche.

Les enseignements tirés de ce groupe de travail sont le fruit de deux ans d'échanges. Ils sont nécessairement partiels mais reflètent un travail collectif et se veulent une invitation à poursuivre la réflexion.

2. …Pour mieux repérer et comprendre les discriminations.

Deux angles d'approche se sont dégagés pour comprendre et identifier les actes et processus discriminatoires dans le champ sanitaire :

- le cadre de la relation soignant-e/soigné-e, car l'acte discriminatoire apparaît, de manière plus évidente, au sein des relations interindividuelles ;
- la mise en avant de logiques systémiques liées à l'organisation du système de soins, le monde du travail et l'économie de la santé.

Ces deux aspects sont apparus comme intimement liés dans l'expérience des professionnels-les présents-es.

2.1 Les risques discriminatoires dans la relation soignant-e/soigné-e

Les stéréotypes et préjugés que les professionnels-les peuvent avoir à l'égard de leurs patients-es sont apparus comme un vecteur de discriminations. Certaines représentations se nourrissent d'images négatives associant immigration, délinquance, assistanat et fraude. Dans ces cas-là, la parole du/de la patient-e peut être mise en doute, l'attention à ses besoins moindre et la qualité des soins abaissée. L'exemple peut être donné d'une personne de nationalité turque consultant un professionnel de santé pour un problème de mobilité. Le professionnel recevra le patient mais ne lui prescrira pas de chaise roulante au motif qu'il risquerait de la revendre dans son pays d'origine. Mais les représentations peuvent être, en apparence, plus « valorisantes ». Cela est notamment le cas des situations mettant en jeu des représentations exotiques, des justifications dites « culturalistes ». Ainsi, une patiente gitane ne se verra pas proposer d'entrée en maison de retraite car « *dans leur culture, on s'occupe des vieux*[130] ». Nous retrouvons ici deux modes de catégorisation de l'« autre » susceptibles d'entraîner des discriminations qu'Estelle Carde a définis dans sa thèse sous les termes « *délégitimation* » et « *différentiation* »[131].

De façon plus générale, les membres du groupe ont tissé des liens entre différentes situations mettant en jeu d'autres critères de discrimination, notamment l'état de santé (consommation de produits psychoactifs, séropositivité…). Les phénomènes d'étiquetage des patients-es ont été identifiés comme récurrents. En filigrane, les professionnels-les sont tentés-es de tracer une ligne de démarcation entre les « bons-nes » et les « mauvais-es » patients-es[132].

La barrière linguistique a également été identifiée comme un vecteur d'inégalité de traitement pouvant entraîner des discriminations. Celle-ci entrave la communication et rend particulièrement difficile l'établissement et l'annonce d'un diagnostic, l'explication d'un traitement, l'expression de la plainte et des attentes, l'observance… De plus, lorsque les professionnels-les n'ont pas la possibilité de communiquer avec le.la patient-e, le risque de fonder leur action sur des présupposés culturalistes s'en trouve accru. Citons l'exemple d'une femme turque diabétique allant régulièrement chez sa médecin, le mari assurant la traduction. Le diabète est très mal équilibré, ce que la médecin interprète comme une incapacité de la patiente à suivre les recommandations.

L'organisation d'une consultation avec interprète professionnel-le lui a permis de se rendre compte que la patiente tentait d'équilibrer son diabète mais n'avait pas compris les recommandations. Dès lors la présence de l'interprète a favorisé un meilleur suivi du diabète.

2.2 Les risques discriminatoires liés au système de soins

Si les discriminations peuvent être liées à des actes individuels, les professionnels-les ont aussi souligné l'importance des logiques systémiques : organisation du système de soin, hiérarchie entre les spécialités, cloisonnement des cultures professionnelles, enjeux économiques en matière de santé. Un exemple révélateur est celui du

---

[130] Parole rapportée lors de la séance de discussion le 12 juin 2014.

[131] Carde E., 2006, pp. 165-200.

[132] Ces phénomènes de démarcation sont analysés dans plusieurs recherches. Voir notamment Jovelin E., Wolff V., 2015 ; Vega A., 2012.

retour à domicile après une hospitalisation. Dans un contexte de manque de lits disponibles, les professionnels-les hospitaliers, qui doivent prendre la décision d'une sortie d'hôpital, peuvent être confrontés-es à des choix cornéliens pour sélectionner les patients-es. Plusieurs critères entrent en jeu : l'état de santé, les conditions de vie à domicile, le nombre de lits à libérer, les possibilités de transfert vers d'autres structures, le personnel présent, la période de la semaine, etc. Ces critères vont être diversement pris en compte selon l'organisation des services et les modalités de prise de décision (collective ou par le médecin uniquement). Il existe alors des risques de fonder la décision sur des motifs subjectifs et illégitimes.

Par ailleurs, les difficultés de coordination[133] ont été identifiées par les professionnels-les comme un élément pouvant entraîner des ruptures de prise en charge, une moindre qualité des soins et des traitements différentiels. Elles sont susceptibles de concerner l'ensemble des patients-es mais peuvent être amplifiées pour certains publics. Sont particulièrement exposées : les personnes issues des classes populaires, les personnes âgées, celles connaissant des problématiques addictives, les patient-e-s ayant plusieurs pathologies et les personnes migrantes ou perçues comme telles. Un élément d'explication vient du fait qu'une partie de la coordination repose implicitement sur les patients-es ou leurs familles : se repérer dans le système de soins, réaliser des démarches, exprimer ses besoins et demandes avec les mêmes codes que le personnel soignant, etc. Pour remédier à ces difficultés, les types de réponses oscillent entre :

- la mise en place de filières spécifiques qui permettent une prise en charge pluridisciplinaire spécialisée, avec le risque d'instaurer une forme de discrimination institutionnelle qui pourrait *in fine* s'avérer défavorable aux publics[134],

---

[133] Le terme de coordination est fréquemment utilisé dans le domaine de la santé en lien avec un objectif d'accompagnement et de cohérence des parcours de soins. Dans le cadre du groupe, plusieurs niveaux ont été identifiés : entre professionnels-les du soin, entre professionnels-les de la santé et du social, entre institutions.

[134] Fassin D. *et al.* ont montré comment l'instauration de filières spécifiques, prévues pour prendre en charge aux mieux certains publics pouvaient avoir des conséquences discriminatoires. Ils ont notamment relevé la restriction de l'accès au droit commun lorsque le dérogatoire devient systématique, des risques d'orientations inadaptées, préjudiciables aux patients et enfin une possible stigmatisation des publics (Fassin D. *et al.,* 2001, pp. 61-63). À titre illustratif, nous pouvons citer la Permanence d'Accès Aux Soins de Santé (PASS) en gynécologie d'un hôpital

- la prise en compte des particularités au sein du droit commun, avec le risque d'une inégale qualité des soins en fonction des professionnels-les, des politiques institutionnelles et des moyens réellement alloués.

2.3 Les recours légaux : des possibilités diverses, des saisines rares

Si les discriminations peuvent être dénoncées via des recours légaux, force est de constater que les interpellations sont faibles. Les professionnels-les mettent en avant un manque d'information sur le cadre juridique et sur les relais et instances pouvant être sollicités. Le cadre juridique reste difficile à mobiliser. Son efficacité, en termes de reconnaissance pour les victimes, est questionnée.

Dans le domaine du soin, une personne, victime d'une situation de discrimination, a plusieurs options pour faire valoir ses droits : elle peut décider d'entamer une procédure amiable, disciplinaire ou juridictionnelle. Les instances pouvant être saisies sont nombreuses : Caisse Primaire d'Assurance Maladie (CPAM), Conseil de l'ordre de la profession concernée et territorialement compétent, Défenseur des droits, différents juges, Commission des Usagers des Hôpitaux… Les entretiens[135] menés avec plusieurs membres ou représentants-es d'organismes au niveau local soulignent le fait qu'ils ne sont pas (ou très peu) saisis de situations de discriminations. Les raisons de cette absence de signalement peuvent être recherchées dans une réticence des patients-es à porter plainte contre un-e professionnel-le de santé, dans la difficulté de l'établissement de la preuve, la longueur des

---

alsacien. Ce type de dispositif, instauré en 1998 par loi d'orientation de lutte contre les exclusions, a pour vocation à constituer une porte d'entrée des soins hospitaliers pour toutes les personnes sans sécurité sociale. Bien qu'ouverte à tous-tes, la PASS reçoit, dans les faits, une proportion très importante d'étranger-ères en situation irrégulière. Les conditions matérielles d'accueil ont été, à un moment donné, défavorables (absence de bureau, médecin changeant régulièrement), ce qui a eu comme conséquences des parcours de soins plus chaotiques.

[135] Quatre entretiens semi-directifs ont été réalisés avec la conciliatrice de la Caisse Primaire d'Assurance Maladie, le président de l'Ordre des Médecins du Bas-Rhin, une représentante de la Commission de Relation avec les Usagers et de la Qualité de la Prise en Charge d'un hôpital alsacien (CRUQPC) et le président de la délégation alsacienne du Collectif Interassociatif Sur la Santé (CISS). Les entretiens ont été réalisés par téléphone entre avril et juin 2015, et ont duré entre trente minutes et une heure.

procédures, le manque d'orientation. Il ressort également de ces échanges le manque de communication entre les différents acteurs impliqués, ce qui empêche le repérage collectif de situations.

Sur la base de ces constats, comment prévenir et lutter contre les risques de discrimination dans le champ de la santé ?

3. De la réflexion à l'action… Élaborer et concrétiser les pistes de travail

Au moment de l'écriture de cet article, un an s'est écoulé depuis la rédaction de la note de synthèse des travaux du groupe. Ce recul nous permet d'identifier plusieurs résultats et perspectives.

3.1 Principaux résultats issus de la démarche

Un des premiers résultats est la formalisation de nombreuses pistes de travail, à partir des réflexions et des constats posés par le groupe. Ces pistes relèvent de cinq grands types d'actions :

- recourir à l'interprétariat professionnel pour faciliter l'accès aux soins et à la prévention en levant la barrière linguistique ;
- inscrire la discrimination dans les formations initiales et continues des professionnels-les pour leur permettre de connaître le cadre juridique, de s'interroger sur leurs propres représentations, de mieux valoriser les compétences relationnelles, de repérer les situations et risques discriminatoires et de construire des réponses pertinentes ;
- mobiliser les directions des hôpitaux, de services de santé des collectivités (PMI, santé scolaire…) des associations et plus largement les institutions (Agences Régionale de Santé, Caisse Primaire d'Assurance Maladie, Ordres professionnels…) autour des enjeux liés à l'égalité effective de traitement et aux discriminations pour mettre en place des espaces de réflexion et de régulation, des protocoles d'alerte sur les situations de discrimination ;
- développer un réseau d'acteurs-trices autour de ces enjeux pour se saisir collectivement de la question des discriminations, décloisonner les différentes institutions, renforcer la vigilance inter-institutionnelle et éviter les risques discriminatoires particulièrement dans les moments de transition du parcours de soins (retour d'hospitalisation, passage d'un-e professionnel-le à un-e autre, etc.) ;

- mobiliser le droit par une meilleure connaissance et usage des voies de recours pour mieux faire connaître le cadre juridique aux usagers-ères, à leurs représentants-es et aux professionnels-les, et veiller à l'accompagnement des personnes dans la durée, tout en mettant en place un réseau de vigilance entre les différentes instances de recours.

Ces pistes ont été construites à partir des préoccupations suivantes : sortir du sentiment d'impuissance ; s'ancrer au plus près des pratiques des professionnels-les de santé ; interpeller les institutions. Leur mise en œuvre dépend du contexte, des volontés institutionnelles et politiques ainsi que des ressources locales pouvant être mobilisées. Certaines relèvent des missions de nos deux structures, d'autres nécessitent la construction de partenariats. Une des premières pistes à se concrétiser concerne les formations initiales et continues. Des temps d'intervention sont aujourd'hui proposés à la faculté de médecine de l'Université de Strasbourg et dans différentes écoles spécialisées (Instituts de Formation aux Soins Infirmiers (IFSI), Écoles de Travail Social). Un module est également proposé aux agents hospitaliers.

Un deuxième résultat concerne les changements intervenus dans les pratiques mêmes des membres du groupe. La réflexion a permis aux professionnels-les de renouveler leur mode d'approche des inégalités et de réinterroger leurs pratiques et les fonctionnements institutionnels. Suite à leur participation au groupe de travail, des formatrices en IFSI ont élaboré une séance de formation sur la prévention des discriminations en complément des séances sur la relation interculturelle des soins. La participation au groupe de travail leur a donné l'ancrage et les références théoriques nécessaires. De même, les professionnels-les estiment être, aujourd'hui, plus à même d'identifier les situations de discriminations, ou du moins les risques de discriminations, et de commencer à faire réseau, comme en témoigne une cadre de santé au Conseil départemental :

« *La discrimination est donc une réalité. Elle existe, et en tant que soignant, il peut être difficile d'en parler par peur du jugement, mais aussi par crainte d'engager sa responsabilité. Il arrive donc de se trouver démuni face aux victimes de ces discriminations.* (...) *Les échanges entre participants du groupe de travail furent extrêmement riches, et je me suis rendu compte que nous avions tous les mêmes questionnements. Le travail multipartenarial a permis d'analyser et de réfléchir collectivement à nos pratiques professionnelles. Plus largement, il a permis de mieux nous connaître, de prendre du recul, de renforcer nos liens professionnels, de favoriser le travail en réseau et enfin de décloisonner le champ sanitaire et social, tellement nécessaire.* »[136]

Un troisième résultat est de rendre visibles les problématiques de discrimination dans le domaine de la santé. Comme nous l'avons souligné, ce terme reste peu mobilisé parmi les professionnels-les. L'utiliser permet de lever le voile sur des situations de refus de soin, de stigmatisation, de moindre qualité de prise en charge, et donc sur différentes formes d'inégalités et d'injustices. Les travaux du groupe ont été présentés dans différentes instances. Un colloque régional intitulé « Discriminations dans le champ de la santé : comprendre, prévenir, agir pour plus d'égalité » s'est tenu à Strasbourg en janvier 2017. Il a réuni plus de 150 professionnels-les de la santé et du social. Il a permis d'éclairer certaines dimensions des travaux du groupe par des présentations d'universitaires et d'approfondir les pistes de travail par des temps en atelier.

3.2 Perspectives

Au-delà de ces résultats, les pistes identifiées s'inscrivent dans une démarche à moyen et long terme. Elles demandent qu'une multiplicité d'acteurs et d'actrices se saisisse des enjeux liés à la prévention et à la lutte contre les discriminations. À ce jour, plusieurs perspectives ont été dégagées pour poursuivre le travail. Nous en développerons deux : la prise en compte de la parole des usagers-ères et la création d'un réseau de vigilance.

Au début de la démarche, le choix a été fait de travailler uniquement avec des professionnels-les pour poser des mots sur des situations déontologiquement et juridiquement problématiques. L'hypothèse sous-jacente était que la parole serait plus libre dans une certaine forme d'« entre soi » professionnel. Toutefois, certaines études mettaient en avant le fait que les usagers-ères n'étaient pas toujours conscients-es d'avoir subi une discrimination dans le domaine de la

[136] Intervention lors du colloque « Discriminations dans le champ de la santé : comprendre, prévenir, agir pour plus d'égalité » organisé le 20 janvier 2017 par Migrations Santé Alsace et par l'ORIV (actes à paraître).

santé[137]. Aujourd'hui, la prochaine étape est d'associer les usagers-ères du système de santé à la réflexion pour mieux connaître les effets des discriminations :

- à court terme : quel est leur ressenti émotionnel (sentiment d'humiliation, anxiété, abattement, colère, etc.) ? Quels éléments de compréhension mobilisent les usagers-ères pour rendre compte des situations ? Quelles stratégies ont été mises en place ? Quelles ressources ont été utilisées ?

- à long terme : quelles sont les conséquences en termes de confiance dans le système de santé et en termes de démarches et de recours aux soins ? Quels sont les effets sur la santé perçue ?

Associer les usagers-ères constitue un enjeu politique : les échanges avec les professionnels-les nous enseignent que la parole des usagers-ères est parfois passée sous silence, mise en doute voire récusée. Plusieurs professionnels-les nous ont fait part de la difficulté à faire valoir la parole des usagers-ères auprès de leurs collègues. Recueillir le point de vue des usagers-ères du système de santé permet ainsi de reposer une dimension égalitaire au cœur de relations asymétriques.

La deuxième perspective concerne la création d'un réseau de vigilance de professionnels-les autour des questions de discriminations. Ce réseau constitue une attente forte des participants-es au groupe de travail, ceux-celles-ci ayant mis en avant la nécessité de rester en alerte sur la question des discriminations. Ceci passe par des temps de réflexion réguliers pour analyser les situations, identifier les représentations à l'œuvre, les fonctionnements institutionnels et renforcer son positionnement. Les professionnels-les ont exprimé le besoin d'un lieu ressource pour s'informer, réagir, orienter des collègues ou confrères et consœurs. L'enjeu de ce réseau sera également de déjouer les fonctionnements habituels mis à jour dans les situations de discrimination à savoir banalisation de la situation, silence, contournement… en proposant une force collective garante de l'égalité de traitement. Ce réseau de vigilance poursuivra un triple objectif : prolonger le travail réflexif des professionnels-les sur leurs pratiques ; identifier collectivement des situations de discrimination ou à risque discriminatoire pour pouvoir y remédier ; mobiliser les directions et les institutions.

[137] Cognet M., 2012.

En conclusion, l'Association Migrations Santé Alsace et l'ORIV ont porté pendant deux ans un groupe de travail plurisintitutionnel autour des discriminations. En partant d'une démarche empirique d'analyse de situations, le groupe a dressé plusieurs constats et identifié un ensemble de leviers dans la relation de soin, dans le parcours de soins et dans la mobilisation du droit. À travers la mise en œuvre des pistes de travail, notre préoccupation plus globale est d'intégrer la prévention et la lutte contre les discriminations conçues comme une dimension inhérente aux pratiques professionnelles et institutionnelles. Ceci passe par la diffusion et la capitalisation des différents travaux, l'exploration de nouveaux angles d'approche et la constitution d'un réseau de vigilance.

Bibliographie

Bascougnano S. (2009), *Savoirs, idéologies et traitements différentiels discriminants dans les rapports soignants/soignés. La prise en charge hospitalière du VIH-Sida à la Réunion et en Ile-de-France*, thèse de doctorat de sociologie, Université Paris VII-Denis Diderot, 542 p. http://www.reseau-terra.eu/article953.html, consulté le 5 mai 2017

Carde E. (2011), « De l'origine à la santé, quand l'ethnique et la race croisent la classe », *Revue européenne des migrations internationales*, vol 27, n° 3, 2011, pp. 31-55.

Carde E. (2006), *Les discriminations selon l'origine dans l'accès aux soins*, thèse de doctorat de santé publique, option sociologie, Université Paris XI, 540 p.
https://halshs.archives-ouvertes.fr/tel-00119345/document, consulté le 23 juin 2017.

Chadelat J.-F. (décembre 2006), *Les refus de soins aux bénéficiaires de la CMU*, ministère de la Santé et des Solidarités, 32 p.
http://www.ladocumentationfrancaise.fr/docfra/rapport_telechargement/var/storage/rapportspublics/064000895.pdf, consulté le 5 mai 2017.

Cognet M., Hamel C., Moisy M. (2012), « Santé des migrants en France : l'effet des discriminations liées à l'origine et au sexe », *Revue européenne des migrations internationales,* vol. 28, n° 2, pp. 11-34.
https://remi.revues.org/5863, consulté le 5 mai 2017.

Cognet M., Bascougnano S., Adam-Vezina E. (2009), *Traitement différentiel dans les parcours thérapeutiques. Maladies infectieuses : VIH-Sida, Tuberculose, rapport final,* DREES-Mire, 165 p. https://halshs.archives-ouvertes.fr/hal-00760137/, consulté le 5 mai 2017.

Cuche D. (2010), *La notion de culture dans les sciences sociales,* La Découverte, 157 p.

Défenseur des droits (mars 2014), *Les refus de soins opposés aux bénéficiaires de la CMU-C, de l'ACS et de l'AME,* rapport remis au Premier ministre, 47 p.
http://www.defenseurdesdroits.fr/sites/default/files/upload/rapport-ddd-les-refus-de-soins-opposesaux-beneficiaires-de-la-cmu-acs-ame-201403.pdf, consulté le 5 mai 2017.

Despres C., IRDES (2009), *Le refus de soins à l'égard des bénéficiaires de la Couverture Médicale Universelle Complémentaire à Paris : une étude par testing auprès d'un échantillon représentatif de médecins (omnipraticiens, gynécologues, ophtalmologues, radiologues) et de dentistes parisiens – rapport final*, IRDES, 99 p.
http://www.cmu.fr/fichier-utilisateur/fichiers/refus_soins_testing2009_rapport.pdf, consulté le 5 mai 2017.

Fassin D. (2008), *Faire de la santé publique,* Presses de l'EHESP, 80 p.

Fassin D. (26 mai 2005), *Prévention du sida et politiques de l'immigration,* intervention lors de la conférence OMI, p. 11.

Fassin D. (2002), « L'invention française de la discrimination », *Revue française de science politique,* n° 52, 2002/4, p. 403-423.
http://www.cairn.info/load_pdf.php?ID_ARTICLE=RFSP_524_0403, consulté le 5 mai 2017.

Fassin D., Carde E., Ferré N., Musso-Dimitrijevic S. (2011), *Un traitement inégal. Les discriminations dans l'accès aux soins*, Inserm, 269 p.

Jovelin E., Wolff V. (2015), « L'accompagnement sanitaire et social des personnes âgées immigrées », *Hommes et Migrations,* Le troisième âge des migrants, n° 1309, p. 97-106.

Kessar Z. (2000), « La formation en anthropologie à l'hôpital », *Hommes et Migrations Santé*, Le traitement de la différence, n° 1225, p. 112-117.

Sauvegrain P. (2012), « La santé maternelle des "Africaines" en Île-de-France : racisation des patientes et trajectoires de soins », *Revue européenne des migrations internationales*, vol. 28, n° 2, p. 81-100.

Vega A. (2012), *Soignants/Soignés, pour une approche anthropologique des soins infirmiers*, 2e éd., De Boeck.

« Il s'agissait de travailler avec des professionnels-les du champ de la santé, dans une logique d'exploration et de co-construction, à partir des questions suivantes : Rencontrez-vous des discriminations ? Si oui, lesquelles ? Comment les repérez-vous ? Pourquoi et comment agir ? Deux éléments de méthode avaient été posés : travailler à partir du concept de discrimination et de situations professionnelles vécues ».

Gaëlle Donnard et Émilie Jung

ENTRETIEN

Le GISS | Alter Corpus[138]
Une association engagée auprès des personnes intersexuées

Entretien avec Benjamin MORON-PUECH et Mila PETKOVA

Repères

Les personnes intersexuées sont caractérisées par le fait que leurs caractéristiques sexuées ne correspondent pas aux stéréotypes féminin et masculin. Pour cette raison, elles font encore et toujours très souvent l'objet de discriminations graves et répétées tout au long de leur vie. Selon les chiffres retenus par l'Organisation des Nations Unies (évaluation haute), les personnes intersexuées représentent 1,7 % de la population totale[139] c'est-à-dire, si l'on considère les quelque 800 000 naissances annuelles en France[140], environ 13 000 enfants. Les enfants intersexués ne présentent en général pas de problèmes de santé à leur naissance et pourtant, elles font régulièrement l'objet d'opérations chirurgicales d'assignation sexuée sans pouvoir y consentir. Depuis bientôt une vingtaine d'années en France, les personnes intersexuées, prenant conscience des violations graves et injustes commises sur leur intégrité physique et psychique,

---

[138] GISS pour Groupement d'Information et de soutien sur les questions Sexuées et sexuelles. L'association changera de nom à partir de 2018 pour s'appeler *Alter Corpus*.

[139] https://unfe.org/system/unfe-67-UNFE_Intersex_Final_FRENCH.pdf. Le chiffre de 1,7 % est également mentionné dans Chiland C. (2008), « La problématique de l'identité sexuée », *Neuropsychiatrie de l'Enfance et de l'adolescence*, vol. 56, p. 331.

[140] Commission nationale d'éthique pour la médecine humaine(2012), *Attitude à adopter face aux variations du développement sexuel. Question éthiques sur l'« intersexualité »*, n° 20 : http://www.nek-cne.ch/fileadmin/nek-cne-dateien/Themen/Stellungnahmen/fr/NEK_Intersexualitaet_Fr.pdf. *Adde* les prises de positions individuelles du Docteur Blaise Meyrat du CHU de Lausanne visibles notamment dans ce documentaire : (26 mai 2016), *France : n'être ni fille, ni garçon*, Arte, http://info.arte.tv/fr/france-netre-ni-fille-ni-garcon.

se mobilisent pour que cessent les interventions médicales non consenties mutilant leur corps dans le but de les conformer aux « modèles » de corps masculin et féminin. Malgré cette mobilisation, ces pratiques médicales continuent avec l'assentiment des autorités françaises pourtant compétentes pour les faire cesser (ministère de la santé et de la justice). Ces violations sont d'autant plus graves que ces opérations, pour la plupart commises en très bas âge, ont souvent des conséquences catastrophiques sur l'état de santé des personnes intersexuées devenues adultes (douleurs, incontinence, impossibilité de mener des relations sexuelles, mutilations du corps, ablations diverses, stérilisation non consentie, dépression, rupture sociale et familiale, pratiques à risque, suicides, etc.). Cette réassignation de genre condamne les personnes opérées à un protocole lourd (médicaments antidouleur, thérapies hormonales) accompagné bien souvent par de nouvelles opérations, ne leur permettant pas ainsi de mener une vie « normale ». Ce n'est qu'au nom d'une obscure morale, en dehors de tout cadre légal, que ces actes infractionnels continuent à se pratiquer aujourd'hui en France et désormais aux yeux de tous. À l'étranger, plusieurs prises de positions officielles et individuelles de médecins ont condamné, directement et/ou indirectement (en Suisse[141], en Allemagne, etc.), ces pratiques opératoires agressives et mutilantes sur des corps sains, sans égard au développement futur de l'enfant et de l'expression de son identité et de sa volonté. C'est donc pour réagir, par le droit, aux discriminations et violations subies par les personnes intersexuées dans le respect de leur identité, dans leur droit à l'intégrité physique et leur droit à la santé, que l'association GISS (Groupement d'Information et de Soutien sur les questions Sexuées et sexuelles) a été constituée en 2016.

---

[141] Conseil d'éthique (2012), *Intersexualité. Avis*, http://www.ethikrat.org/files/avis-intersexualite.pdf. *Adde* les conclusions de la conférence des ministres de l'Égalité des länder allemands (http://liko-sachsen-anhalt.de/wp-content/uploads/2014/10/beschl%C3%BCsse-24.Konferenz-der-Gleichstellungs-und-Frauenministerinnen-und-minister-senatorinnen-und-senatoren-der-L%C3%A4nder-GFMK-.pdf), l'avis de l'autorité allemande de lutte contre les discriminations : http://www.antidiskriminierungsstelle.de/SharedDocs/Downloads/DE/publikationen/Handlungsempfehlungen_Kommission_Geschlecht.pdf;cid350?__blob=publicationFile&v=5, ou encore le rapport de l'Ordre fédéral des médecins allemands : http://www.bundesaerztekammer.de/fileadmin/user_upload/downloads/pdf-Ordner/Stellungnahmen/BAeK-Stn_DSD.pdf.

Cher·e·s membres du GISS, pouvez-vous vous présenter ainsi que votre groupe ?

Mila Petkova : Je suis avocate au barreau de Paris dans le cabinet de Me Benjamin Pitcho. Nous intervenons principalement en droit de la santé et nous consacrons également à la défense des droits des personnes que notre société a tendance à oublier.

Benjamin Moron-Puech : Je suis pour ma part docteur en droit et à présent chercheur associé à l'Université Panthéon-Assas (Paris II). Depuis plusieurs années, je m'intéresse au traitement par le droit des minorités sexuées, c'est-à-dire des personnes ayant une identité sexuée minoritaire.

Mila Petkova : Avec Benjamin Moron-Puech, Benjamin Pitcho et Mathieu Le Mentec[142] nous sommes membres fondateurs de l'association GISS créée en 2016. Cette association vise à rendre effectifs les droits fondamentaux des minorités sexuées et sexuelles, en menant une action de terrain auprès des décideurs publics et en engageant des actions devant les juridictions.

Benjamin Moron-Puech : Oui, effectivement, il y avait lors de la création du GISS cette volonté de concrétiser, de préciser, des droits fondamentaux formulés de manière trop générale pour être directement applicables aux minorités sexuées. En tant que chercheur, j'ai voulu confronter à la pratique juridique et politique, les résultats de mes recherches sur les moyens permettant de concrétiser les droits fondamentaux.

Mila Petkova : Ce qui caractérise le GISS par rapport à d'autres associations, c'est sa capacité à se mobiliser sur le terrain juridique et judiciaire pour répondre à des questions et des besoins immédiats ou sur le long terme.

Vous êtes-vous inspiré de collectifs étrangers ?

Mila Petkova : Non, mais nous avons effectivement bien eu une source d'inspiration avec le GISTI (Groupe d'Information et de Soutien aux Immigrés) dont l'un de nos anciens membres fondateurs

[142] Que ce dernier soit d'ailleurs remercié pour son aide dans la préparation de cet entretien.

était proche. En effet, le GISTI se caractérise, lui aussi, par sa mobilisation sur le terrain juridique et judiciaire. Toutefois, le GISS développe à présent un modèle qui lui est propre et qui tient compte de l'action des avocats dans cette association.

Peut-on tenter une ou des définitions sur l'intersexuation ?

Benjamin Moron-Puech : La question est délicate car chacun a sans doute sa conception et qu'il me paraît difficile d'imposer une conception à autrui. Pour ma part – et je crois qu'il y aurait sur ce point un relatif accord des membres actuels du GISS sur ce point – l'intersexuation peut se comprendre comme la situation des personnes qui ont des caractéristiques sexuées ne correspondant pas aux stéréotypes masculin et féminin. Il me semble que l'intersexuation renvoie avant tout à une condition biologique. L'on pourrait concevoir, par extension, de qualifier d'intersexes des personnes ayant un corps correspondant aux stéréotypes masculin et féminin, mais ayant une identité sexuée ni « homme » ni « femme ». Cela risquerait néanmoins de créer des recoupements avec des catégories existantes (trans*, non binaire), de sorte qu'il convient d'être plutôt réservé sur cette approche large.

Comment appréciez-vous l'augmentation de la visibilité de la question Intersexe depuis quelques mois en France ?

Mila Petkova : Cette visibilité accrue est heureuse car l'un des problèmes fondamentaux auxquels sont confrontées les personnes intersexuées, c'est leur « invisibilisation », tant par les protocoles médicaux de conformation sexuée, que par la malheureuse application de nos règles juridiques qui a été faite par certaines de nos juridictions (Cour d'appel d'Orléans, 22 mars 2016 ; Cour de cassation, 4 mai 2017). Depuis quelques années plusieurs organisations internationales de défense des droits de l'homme ont pris officiellement position pour la reconnaissance et la protection des droits des personnes intersexuées. En France, ne serait-ce que cette année, ce sont quatre acteurs publics majeurs qui ont pris position sur la question intersexe : la DILCRAH (Délégation Interministérielle à la Lutte contre le

Racisme, l'Antisémitisme et la Haine anti-LGBT), le Défenseur des droits, le Sénat et le président de la République.

Benjamin Moron-Puech : Cette plus grande visibilité est la conséquence du travail remarquable fourni en France par les intersexes et leurs associations depuis une quinzaine d'années, travail qui a été depuis repris et amplifié par les médias et les chercheurs. Certes, ce travail de « visibilisation » vient de connaître une tentative de coup d'arrêt avec la décision du 4 mai dernier, par laquelle la Cour de cassation a refusé de reconnaître le droit pour une personne d'être identifiée à l'état civil comme étant de sexe neutre. Néanmoins les procédures vont se multiplier, et je doute que le droit français puisse encore longtemps maintenir cette invisibilité.

Pourrions-nous faire un point sur le droit en France sur les questions intersexes ?

Mila Petkova : Il n'y a pas à proprement parler de droit spécifique pour les personnes intersexuées. Du point de vue juridique, il s'agit de citoyens comme les autres qui devraient jouir des mêmes droits fondamentaux que tout un chacun, notamment du droit à l'intégrité physique. Toutefois, l'on constate que des textes particuliers ou les pratiques des médecins et des administrations, viennent discriminer les personnes intersexuées dans la jouissance de leurs droits. Par exemple, une circulaire de 2010 encourage les parents, l'officier d'état civil, le ministère public et les médecins à accepter ou réaliser des opérations mutilantes d'assignation sexuée vers un sexe masculin ou féminin. Ces opérations violent pourtant de manière grave le droit à l'intégrité physique des personnes intersexuées.

Benjamin Moron-Puech : J'ajouterai que le droit relatif aux personnes intersexuées est finalement assez incertain. Il y a en effet cette tension que Mila a très bien expliquée entre des textes fondamentaux accueillants et des textes particuliers discriminants pour les personnes intersexuées. Or, en droit il existe des mécanismes pour résoudre cette tension et remettre un peu de cohérence dans l'ordre juridique. Par exemple, il existe des voies et des moyens de droit (recours administratifs[143], questions prioritaires de constitutionnalité[144], contrôle de conventionalité[145]) qui permettent de contester ces textes particuliers en disant qu'ils violent les droits fondamentaux dont ils sont issus. Cependant, il n'est pas facile de prédire quelle sera l'issue de ces voies de recours et surtout de deviner comment le juge décidera de concrétiser ces droits fondamentaux, d'autant plus qu'outre les paramètres juridiques, il faut tenir compte de paramètres sociaux. Par exemple, sur la question du sexe neutre, si juridiquement il était assez probable que celui-ci soit reconnu par la Cour de cassation, cela était en revanche socialement beaucoup moins certain. Tout cela renforce donc l'incertitude dont je parlais.

Les évolutions juridiques récentes bousculent-elles pour autant le monde médical et les assignations faites à la naissance ainsi que le traitement médical des personnes intersexes ?

Mila Petkova : Ces évolutions juridiques auxquelles vous faites allusion consistent aujourd'hui, en droit international, dans les récentes condamnations de la France par différents comités de l'ONU, par des prises de position officielle du Commissaire aux droits de l'Homme et de l'Assemblée parlementaire du Conseil de l'Europe. En droit interne, il faut mentionner l'affaire dite du « sexe neutre » dans laquelle Benjamin Moron-Puech et moi-même sommes intervenus.

---

[143] Ces recours permettent de contester les textes pris par le pouvoir exécutif et plus généralement les titulaires du pouvoir réglementaire au motif qu'ils n'auraient pas respecté des règles ayant une valeur supérieure (loi, traité, constitution). Ces recours sont formés devant les juridictions administratives (Tribunal administratif ou Conseil d'État selon les cas).

[144] La question prioritaire de constitutionnalité est une voie de droit qui permet à tout justiciable, lors d'un procès qui le concerne, de poser à une autre juridiction, le Conseil constitutionnel, la question de savoir si la loi que l'on veut lui appliquer dans le procès le concernant est conforme à la Constitution. En cas de réponse positive, la loi en cause se trouve annulée par le Conseil constitutionnel, ce qui permet le plus souvent au justiciable de ne pas se voir appliquée ladite loi.

[145] Le contrôle de conventionalité permet à tout juge d'écarter — et non d'annuler — une loi qu'il estimerait contraire à une norme contenue dans un traité international. Le traité international le plus souvent utilisé en France est la Convention de sauvegarde des droits de l'homme et des libertés fondamentales, souvent désignée « Convention européenne des droits de l'homme », car ce traité contient en effet toute une série de droits fondamentaux (droit à la vie privée et familiale, à l'intégrité physique, etc.).

Benjamin Moron-Puech : Ces évolutions ont eu d'importantes répercussions au sein des institutions françaises, puisqu'elles ont permis de sensibiliser plusieurs d'entre elles à cette question et ont notamment conduit au dépôt de questions ministérielles ou d'amendements à des textes de loi au Parlement. Cependant, ces évolutions juridiques ne semblent pas encore avoir eu d'influence sur les pratiques médicales. Pour que cela arrive, il faudrait qu'il y ait, semble-t-il en plus, des évolutions juridiques qui concernent plus spécifiquement le droit médical : par exemple, la condamnation de médecins ayant réalisé des actes médicaux illicites sur des personnes intersexuées, ou encore des décisions de justice ordonnant l'arrêt du remboursement par les caisses de sécurité sociale.

Mila Petkova : Il faudrait dès maintenant une réelle collaboration avec les établissements de santé concernés par les opérations d'assignation sexuée. Or, pour l'instant, nous constatons une absence de volonté pour ces établissements de santé de se saisir de la question intersexe.

Quelles sont, selon vous, les prochaines étapes juridiques ?

Mila Petkova : Après la décision rendue le 4 mai 2017, nous prévoyons de saisir la Cour européenne des droits de l'homme qui, à notre connaissance, ne s'est à ce jour pas encore prononcée sur la situation des personnes intersexuées. Pour le reste, nous continuerons à accompagner les personnes qui le souhaitent dans leurs actions individuelles et à mener des actions collectives sur lesquelles nous sommes en train de travailler au sein du GISS.

Benjamin Moron-Puech : Pour la suite, nous aimerions mener des actions pour que cesse le remboursement des actes médicaux illicites réalisés massivement en France sur les enfants intersexués. Nous souhaiterions notamment faire reconnaître par les juges que ces actes d'assignation sexuée ne répondent à aucune nécessité thérapeutique, d'où leur illicéité. En outre, nous voudrions que les acteurs publics se saisissent sérieusement de la question de la réparation des dommages subis par les personnes opérées sans nécessité thérapeutique. Le fonds d'indemnisation pourrait être à cet égard une bonne solution.

D'un point de vue social, les questions de la santé globale des personnes intersexes ou bien leur scolarisation restent des angles morts. Au-delà du juridique, quelles sont, selon vous, les grandes thématiques sociales qui traversent les expériences des personnes intersexes ?

Mila Petkova : Le fait de ne pas être reconnues juridiquement pour ce qu'elles sont, cause aux personnes intersexuées de très nombreuses difficultés administratives, juridiques et plus largement sociales. Parmi les principales préoccupations, l'on peut citer les problèmes d'accès au logement, aux services publics et privés, l'accès à la santé ou au sport. Dans la plupart des actes de leur vie quotidienne, elles font encore l'objet de discriminations, dans leur scolarité, dans leurs démarches administratives courantes, ainsi que de soupçons injustes d'usurpation d'identité, etc.

Benjamin Moron-Puech : La question des personnes intersexuées révèle au grand jour la normalisation insidieuse des corps à laquelle procède notre société. Notre société produit des corps modèles et des êtres modèles ; ce faisant, se créent des hiérarchies entre les individus, à la fois en raison de leur appartenance à des modèles de niveau différents (Homme, Femme puis Intersexe) mais aussi de leur plus ou moins grande adéquation avec l'idéal type de cette catégorie (« femme parfaite » *versus* « garçon manqué »). Mais cette catégorisation et ces hiérarchisations suscitent des tensions car en même temps notre société repose sur des principes d'égalité et de liberté. Pourquoi faire des modèles d'individus si nous sommes tous égaux ? Pourquoi nous contraindre à rentrer dans des catégories si nous sommes tous libres ?

Les personnes intersexuées sont à cet égard l'un des nombreux exemples de cette tension entre une société normalisatrice et classificatrice — société qu'on aurait tort de rattacher au seul Ancien Régime ! — et une société — qu'on aurait tout aussi tort de croire seulement contemporaine ! — promouvant la liberté et l'égalité.

Ceci éclaire-t-il d'autres cas, d'autres populations (personnes sourdes, personnes trans...) et, juridiquement, quels ponts entrevoyez-vous entre ces thématiques ?

Benjamin Moron-Puech : Personnellement, la question intersexe m'a ouvert aux autres champs que vous évoquez et auxquels je ne me serai sans doute pas sinon intéressé. En travaillant sur et avec les personnes intersexuées, j'ai mieux compris la composante psychosociale du sexe et cela m'a ouvert les yeux sur les difficultés rencontrées par les personnes trans'. Décortiquer le processus de pathologisation des personnes intersexes, m'a également conduit à m'intéresser à la légitimité du processus de pathologisation des personnes trans* et à le remettre en question. Certes, pour les personnes trans*, ce processus a été pendant un temps accepté par les personnes trans* elles-mêmes qui demandaient à changer leur corps. Cependant, en réfléchissant au consentement, je me suis demandé si ces actes médicaux qu'elles consentaient à se faire réaliser étaient vraiment le fruit d'un consentement éclairé et si ces personnes n'étaient pas victimes d'une pression sociale insidieuse, les poussant à croire qu'elles ne pourraient être reconnues dans le sexe revendiqué que si elles avaient un corps parfaitement « homme » ou « femme ».

De même, travailler avec les personnes intersexuées m'a conduit à réfléchir à la notion de handicap et à me demander si certaines personnes handicapées ne devraient pas être appréhendées en dehors de ce prisme. En effet, le handicap a une connotation médicale que certaines personnes dites handicapées rejettent en considérant que c'est moins leur personne qui est handicapée, que la société qui les handicape. Cela me semble être particulièrement pertinent pour les personnes sourdes qui sont considérées comme handicapées au regard d'un modèle de personnes entendantes. Or, dans un groupe de personnes sourdes, les personnes sourdes ne sont nullement handicapées, c'est l'entendant qui l'est !

Travailler sur les personnes intersexuées, c'est donc prendre conscience du pouvoir accordé dans notre société à la médecine pour régler des problèmes de société, mais aussi et surtout des limites et inconvénients de ce pouvoir !

Quelles sont les perspectives actuelles du GISS ?

Benjamin Moron-Puech : Le GISS est en train de se restructurer pour gagner en efficacité et être en mesure de mener de front tous ses projets juridiques et judiciaires combinés à des actions de recherche et de formation. Pour nous financer, nous avons répondu à un premier appel à projet national et envisageons pour l'avenir de répondre à d'autres appels à projets nationaux ou internationaux, de manière à gagner en autonomie et à pouvoir ainsi consacrer plus d'énergie aux projets de l'association.

Dans un second temps, nous aimerions étendre l'objet du GISS et lui permettre d'œuvrer plus généralement pour la lutte contre la discrimination subie par les minorités corporelles, c'est-à-dire ces personnes qui, telles les intersexes, trans ou sourdes, ont un corps différent et sont, de ce fait, exposées à des risques de discrimination et à un risque de normalisation de leur corps. Cela va d'ailleurs nous conduire à changer le nom de notre association. Celle-ci s'appellera à partir de 2018 *Alter Corpus*, afin de rendre plus explicite son centre d'intérêt : les minorités corporelles.

Bibliographie

Agence des droits fondamentaux de l'Union européenne (2015), *The fundamental rights situation of intersex people*.
http://fra.europa.eu/en/publication/2015/fundamental-rights-situation-intersex-people

Blondin M., Bouchoux C., *Variations du développement sexuel : lever un tabou, lutter contre la stigmatisation et les exclusions*, rapport d'information fait au nom de la délégation aux droits des femmes du Sénat, 23 févr. 2017.
https://www.senat.fr/rap/r16-441/r16-4411.pdf

Brunet L. (2016), « Ordre social contre ordre « naturel » : la mention du sexe sur l'état civil des personnes intersexes », *Neuropsychiatrie de l'enfance et de l'adolescence*, n° 64, p. 260.

Catto M.-X. (2014), « La mention du sexe à l'état civil », *in La loi et le genre* (Hennette-Vauchez S., Pichard M., Roman D. (dir.)), CNRS, pp. 29-47

Commissaire aux droits de l'homme (Conseil de l'Europe) (2015), *Droits de l'homme et personnes intersexes*. https://wcd.coe.int/ViewDoc.jsp?Ref=CommDH/IssuePaper(2015)1&Language=lanFrench&Ver=original

Commission nationale d'éthique pour la médecine humaine (Suisse), (2012), *Attitude à adopter face aux variations du développement sexuel. Questions éthiques sur l'« intersexualité »*, n° 20.http://www.nek-cne.ch/fileadmin/nek-cne-dateien/Themen/Stellungnahmen/fr/NEK_Intersexualitaet_Fr.pdf

Conseil d'éthique (Allemagne), (2012), *Intersexualité. Avis*. http://www.ethikrat.org/files/avis-intersexualite.pdf

Creighton S. *et al.* (2001), « Objective cosmetic and anatomical outcomes at adolescence of feminising surgery for ambiguous genitalia done in childhood », *Lancet*, n° 358, pp. 124-125. http://dx.doi.org/10.1016/S0140-6736(01)05343-0

DILCRAH (2016), *Plan de mobilisation contre la haine et les discriminations anti-LGBT. La république mobilisée contre la haine et les discriminations anti-LGBT*. http://www.gouvernement.fr/sites/default/files/contenu/piece-jointe/2016/12/plan_de_ mobilisation_contre_la_ haine_et_les_discriminations_anti-lgbt.pdf

Dreger A. D. (1999), *Intersex in the age of ethics*, University Publishing Group.

DuBois J. M., Iltis A. S. (dir.) (2016), *Normalizing intersex. Voices*, John Hopkins University Press. http://www.nibjournal.org/news/documents/Voices_2016_INTERSEX _ FINAL.pdf

Fausto-Sterling A. (1993), « The five sexes, Why Male and Female Are Not Enough », *The Sciences*, March/April 1993, pp. 20-25.

Foucault M. (2014 [1978]), *Herculine Barbin dite Alexina B.*, postface d'É. Fassin, Gallimard.

Gogos-Gintrand A. (2016), « Intersexualité : binarité des sexes, médecine et droit », *Revue de droit sanitaire et social*, pp. 920-929.

Greenberg J. (1999), « Defining male and female : intersexuality and the collision between law and biology », *Arizona Law Review*, pp. 265-329.
http://papers.ssrn.com/sol3/papers. cfm?abstract_id=896307

Haut-Commissariat des Nations Unies aux droits de l'homme (2016), *Living Free and Equal. What states are doing to tackle violence and discrimination against lesbian, gay, bisexual, transgender and intersex people*.
http://www.ohchr.org/Documents/Publications/LivingFreeAndEqual.pdf

Jones T. *et al.* (2016), *Intersex. Stories and Statistics from Australia*, OpenBook Publishers.
http://oii.org.au/wp-content/uploads/key/Intersex-Stories-Statistics-Australia.pdf

Klöppel U., 2016. « Zur Aktualität kosmetischer Operationen „uneindeutiger" Genitalien im Kindesalter », *Bulletin-texte*, n° 42, Zentrum für transdisziplinäre Geschlechterstudien, Humboldt-Universität,
[https://www.gender.hu-berlin.de/de/publikationen/gender-bulletins/texte-42/kloeppel-2016_zur-aktualitaet-kosmetischer-genitaloperationen]

Krauss C. *et al.*(2008), « À qui appartiennent nos corps ? », *Nouvelles questions féministes*, vol. 27, n° 1/2008, pp. 16-36.
http://www.cairn.info/revue-nouvelles-questions-feministes-2008-1-page-4.htm

Moron-Puech B. (2010), *Les intersexuels et le droit*, mémoire de Master 2, Fenouillet D. (dir.), éd. Panthéon-Assas.
http://www.u-paris2.fr/adminsite/objetspartages/liste_fichiergw.jsp?OBJET=DOCUMENT&CODE=1298364063721&LANGUE=0

Moron-Puech B. (janvier 2017), « Le droit des personnes intersexuées. Chantiers à venir. 2e partie », *Revue des droits de l'homme*.

Peyre É., Wiels J. (2015), *Mon corps a-t-il un sexe ?*, La Découverte.

Raz M. (2016), « Qualité de vie et fertilité dans les études de suivi des personnes intersexuées », *Cahiers du Genre*, 2016, n° 60, pp. 145-168. http://www.cairn.info/revue-cahiers-du-genre-2016-1-page-145.htm

Reigné Ph. (2016), « L'intersexuation et la mention du sexe à l'état civil », *Rec. Dalloz*, p. 1915 s.

Sauve J.-S. (2016), *Aux confins du « M. » et du « F ». Une généalogie critique de ce sexe que l'on catégorise aux fins de l'état civil québécois*, thèse de doct. sous la dir. de J.-F. Gaudreault-DesBiens.

Sytsma S. E. (2010), *Ethics and intersex,* 2e éd., Springer.

VARIA

Les aménagements raisonnables à la croisée des chemins[146]

Josepha DIRRINGER[147]

Josepha Dirringer est maîtresse de conférences en droit et sciences criminelles à Rennes, spécialisée en droit social. Elle est membre du GR-PACT (Groupe de recherches pour un autre Code du Travail).

Introduction

Intégrer sans stigmatiser, voilà encore une incantation que l'on peine à réaliser en matière de handicap. L'effectivité toute relative de l'obligation de l'employeur à prévoir des aménagements raisonnables le démontre.

Sans doute l'État social perpétue-t-il une conception du handicap qui répond encore trop à une logique assistantielle[148], et sans doute aussi pathologique. Le droit de l'aide sociale vise à prémunir les individus vulnérables contre le risque d'exclusion sociale. Et longtemps, l'octroi de ces garanties était justifié moins par une logique d'accessibilité et de participation à la vie sociale des individus qu'en raison de l'exclusion de ces personnes du champ du travail. C'est ainsi que parallèlement, le droit du travail et le droit de la sécurité sociale se sont forgés à partir de la figure du travailleur apte, qu'il s'agissait d'assurer contre le risque de la perte de la capacité de travailler.

---

[146] Cet article est une version actualisée et remaniée de la contribution « Les aménagements raisonnables : entre logique d'égalité et logique de santé », *in Aménagement raisonnable et non-discrimination*, paru en octobre 2016 (http://www.ardis-recherche.fr/files/files_file_803.pdf).

[147] Maître de conférences Université Rennes 1, membre de l'IODE (UMR CNRS 6262).

[148] Cf. C. act. Soc. Fam. art. L. 114 ; CJCE, 11 juill. 2006, *Sonia Chacon Navas c. Eurest Colectividades SA*, aff. C-13/05, *Rec. CJCE*, p. I-6467 et CJUE, 4 juillet 2013, *Commission c. Italie*, C-312/11, obs. A. Boujeka, *RDT* 2013, p. 707 ; *Conv. OIT*, n° 159 et *Rec. OIT*, n° 168.

Plus tard, l'approche inclusive du handicap est allée de pair avec l'affirmation de l'égal accès et de l'égal maintien dans l'emploi des personnes en situation de handicap, mettant à mal la ligne de départ qui séparait les disciplines du droit social. Aujourd'hui, le droit social va dans le sens d'une meilleure prise en compte de l'exigence d'égalité de traitement. Outre l'interdiction des discriminations fondées sur le handicap, sur l'état de santé ou, de manière plus récente, sur la perte d'autonomie [149], la loi prévoit une obligation d'emploi, ainsi que des incitations à l'embauche des personnes en situation de handicap. La négociation collective a aussi été encouragée afin que soient adoptées des mesures relatives à l'insertion professionnelle et au maintien dans l'emploi des travailleurs handicapés[150]. Le handicap n'est pas seulement appréhendé à travers l'exigence d'égalité. Il l'est aussi à travers l'exigence de santé-travail. Au-delà de la santé au travail, il s'agit de saisir les effets de l'activité laborieuse sur la santé des travailleurs, qui peut déboucher sur un handicap.

Un conflit de logiques existe ainsi dans le champ du travail et de l'emploi, conflit qui permet de rendre compte des freins à la diffusion de la notion d'aménagement raisonnable. À cela s'ajoute le fait que l'égalité n'est pas pensée de manière homogène en droit social. Elle est partagée entre, d'un côté, la poursuite d'une égalité réelle entre citoyens et, de l'autre, celle d'une égalité de traitement entre travailleurs. L'obligation de l'employeur de prévoir des aménagements raisonnables relève certainement plus de cette seconde logique et, pourtant, le législateur a fait le choix de l'inscrire parmi les dispositions réalisant la première, limitant considérablement l'effectivité de cette disposition comme instrument de lutte contre les discriminations des personnes handicapées dans le domaine du travail (I). Ensuite, portant le regard sur les protections offertes aux salariés par le droit social, il apparaît que l'exigence de santé-travail prime tandis que l'exigence d'égalité peine encore à s'imposer. Telle nous semble être la seconde raison des difficultés que connaît encore la diffusion de la notion d'aménagements raisonnables, fondamentalement et essentiellement attachée à l'exigence d'égalité (II).

---

[149] Cf. Loi du du 28 février 2017.

[150] C. trav. art. L. 2242-8.

1. Les aménagements raisonnables à la croisée des exigences d'égalité

1.1 La genèse

Originellement d'abord, la notion s'inspire de celle d'« *accommodement raisonnable* » qui, en droit canadien, constitue une mesure individuelle venant sanctionner une discrimination indirecte, quel que soit par ailleurs le motif[151]. Sous l'influence du droit de l'Union européenne, cette notion va intégrer le système juridique français. La directive 2000/78 en constitue le premier fondement[152]. Dès le préambule, il y est affirmé que « *la mise en place de mesures destinées à tenir compte des besoins des personnes handicapées au travail remplit un rôle majeur dans la lutte contre la discrimination fondée sur un handicap* ». Les aménagements raisonnables y sont définis comme l'ensemble des mesures appropriées visant à éliminer « *les diverses barrières qui entravent la pleine et effective participation des personnes handicapées à la vie professionnelle sur la base de l'égalité avec les autres travailleurs* » [153]. Contrairement au droit canadien, le droit de l'Union européenne limite la notion d'aménagement raisonnable au seul champ des travailleurs handicapés et la définit, non pas comme une sanction, mais comme une obligation mise à la charge de l'employeur[154]. C'est encore dans le cadre des politiques publiques de l'Union européenne que la notion d'aménagements raisonnables est mobilisée. Elle figure ainsi dans le plan d'action intitulé « Égalité des chances pour les personnes handicapées » pour la période 2003-2010, puis la « Stratégie handicap 2010-2020 », ainsi que dans la « Stratégie Europe 2020 » en matière d'emploi, dont l'objectif principal est l'augmentation du taux d'emploi des personnes handicapées.

Dans les deux cas, la notion d'aménagement raisonnable est essentiellement conçue comme un instrument mis au service de l'exigence d'égalité, soit comme instrument de lutte contre les discriminations, soit comme un instrument d'intégration sur le marché du travail.

---

[151] Verge P., Roux D. (2010), « L'obligation d'accommodement raisonnable selon le droit international et le droit canadien », *Dr. Soc.* 2010, p. 965

[152] Boujeka A. (2009), « Égalité de traitement et handicap : à propos de la proposition de directive européenne du 2 juillet 2008 », *RDSS* 2009, p. 92.

[153] Art. 5 dir. 2000/78 du 27 novembre 2000.

[154] CJUE, 4 juillet 2013, *Commission c. Italie*, C-312/11, point 59.

1.2 La place des aménagements raisonnables en droit français

Le législateur français a transposé la directive 2000/78 à la suite de la loi du 11 février 2005 faisant le choix de faire figurer cette obligation dans la partie V du Code du travail[155]. Deux obligations en particulier sont mises à la charge de l'employeur.

D'une part, depuis la loi du 10 juillet 1987, la loi impose à l'employeur une obligation d'emploi. L'article L. 5212-2 du Code du travail dispose que tout employeur emploie, dans la proportion de 6 % de l'effectif total de ses salariés, à temps plein ou à temps partiel, des travailleurs handicapés, mutilés de guerre et assimilés[156].

D'autre part, et c'est ici que figure la transposition de l'article 5 de la directive, relatif aux aménagements raisonnables, l'article L. 5213-6 dispose qu'« *afin de garantir le respect du principe d'égalité de traitement à l'égard des travailleurs handicapés, l'employeur prend, en fonction des besoins dans une situation concrète, les* mesures appropriées *pour permettre aux travailleurs d'accéder à un emploi ou de conserver un emploi correspondant à leur qualification, de l'exercer ou d'y progresser ou pour qu'une formation adaptée à leurs besoins leur soit dispensée* ». Et d'ajouter que « *ces mesures sont prises sous réserve que les charges consécutives à leur mise en œuvre ne soient pas disproportionnées, compte tenu de l'aide prévue à l'article L. 5213-10 qui peuvent compenser en tout ou partie les dépenses supportées à ce titre par l'employeur* ». Pour conclure : « *le refus de prendre des mesures au sens du premier alinéa peut être constitutif d'une discrimination au sens de l'article L. 1133-3* ».

Quelques remarques méritent d'être soulignées quant à la sémantique de cette disposition et à sa place dans le Code du travail. Le texte n'emploie pas la notion d'aménagement raisonnable. Celle-ci ne figure donc que de manière sous-jacente, quoique certaine, à travers l'expression de « *mesures appropriées* » et à travers la précision de leur caractère non-disproportionné, qui renvoie au caractère *raisonnable* des aménagements. L'absence de référence explicite est

---

[155] Loi n° 2005-102 du 11 février 2005.

[156] Bénéficient également de l'obligation d'emploi les victimes d'accidents du travail ou de maladies professionnelles ayant entraîné une incapacité permanente au moins égale à 10 % ; les titulaires d'une pension d'invalidité attribuée au titre du régime général de sécurité sociale, à condition que l'invalidité des intéressés réduise au moins des deux tiers leur capacité de travail ou de gain.

certainement significative. Elle est aussi signifiante de l'absence de volonté du législateur d'en faire un instrument de lutte contre les discriminations. Faut-il souligner en ce sens que le refus de l'employeur de prendre des mesures appropriées n'est pas nécessairement constitutif d'une discrimination au sens de l'article L. 1133-2. Il *peut* l'être. L'emploi du verbe modal « *peut* » ne serait-il pas révélateur d'une certaine réticence de la part du législateur ?

1.3 Les raisons de l'ineffectivité des aménagements raisonnables

Ce sentiment d'une réticence semble se confirmer par la place de cette disposition dans le Code du travail. Elle figure dans la partie V du Code du travail, c'est-à-dire dans celle consacrée aux politiques de l'emploi, et non dans celle se rapportant au principe de non-discrimination imposé à l'employeur. Autrement dit, la notion de mesures appropriées est donc insérée dans le cadre des politiques sociales fondées sur la solidarité nationale, c'est-à-dire fondées *sur l'égalité entre citoyens* au moyen d'un droit à la compensation des conséquences d'un handicap mis en œuvre par les pouvoirs publics[157]. Ce n'est que *possiblement et au moyen d'un renvoi* qu'elle peut invoquer au titre du principe de non-discrimination et de *l'égalité de traitement entre travailleurs* dont est pleinement responsable l'employeur[158].

Certes, depuis la loi du 12 juillet 1990[159], le Code du travail prévoit un principe général de non-discrimination qui fait explicitement référence au handicap[160]. Certes, la loi impose une obligation de négocier en matière de handicap[161]. Cette négociation porte, non seulement sur les mesures permettant de lutter contre toute discrimination, mais encore sur celles relatives à l'insertion professionnelle et au maintien dans l'emploi des travailleurs handicapés. Encore faut-il préciser que la négociation s'effectue sur la base d'un rapport établi par l'employeur présentant la situation par rapport à l'obligation d'emploi des

---

157 Le droit à la compensation est issu de la loi n° 2002-273 du 17 janvier 2002 de modernisation sociale : C. act. Soc. Fam. art. L. 114-1 et art. L. 114-1-1.

158 Aouar L. (2009), *Handicap, maladie et droit à l'emploi. De la solidarité à l'égalité substantielle*, thèse, p. 374 et s. ; Joly L. (2013), *L'emploi des personnes handicapées ; entre discrimination et égalité*, Dalloz ; Lanquetin M.-T. (mise à jour 2016), « Discriminations », *Rep. Dalloz*, n° 123.

159 Loi n° 90-602 du 12 juillet 1990.

160 C. trav. art. L. 1132-1.

161 C. trav. art. L. 2242-8.

travailleurs handicapés. C'est dans ce cadre que s'insérera le programme annuel ou pluriannuel en faveur des travailleurs handicapés par lequel l'employeur peut satisfaire à son obligation d'emploi à la suite d'un agrément obtenu par les pouvoirs publics (ce qu'on appelle les accords OETH)[162]. Pour rappel, en 2015, 24 397 travailleurs handicapés ont bénéficié d'un plan de maintien dans l'emploi soit 44 % de l'effectif des travailleurs handicapés des entreprises bénéficiant d'un tel accord[163]... Il convient enfin d'évoquer le nouveau « dispositif d'emploi accompagné » créé par la loi du 8 août 2016 à destination des travailleurs handicapés et des employeurs. Réalisé dans le cadre d'une convention tripartite, celui-ci consiste à mettre en place un accompagnement médico-social et un soutien à l'insertion professionnelle des personnes handicapées. Le but est ainsi « *de leur permettre d'accéder et de se maintenir dans l'emploi rémunéré sur le marché du travail* »[164].

Malgré tout, ni les règles relatives à l'interdiction des discriminations, ni l'habilitation légale de négocier, ni le nouveau dispositif issu de la loi du 8 août 2016 ne font référence à l'obligation de l'employeur de prévoir des aménagements raisonnables, pas plus que la conséquence qui résulte de leur absence, à savoir l'existence d'une discrimination.

Il en résulte deux choses. D'abord, cela signifie que l'article L. 5213-6 du Code du travail n'est assorti d'aucune sanction systématique qui soit à la hauteur d'une mesure antidiscriminatoire. À ce jour, seules deux décisions ont été rendues sur ce fondement par la Cour de cassation qui, au demeurant, n'en a pas fait grand cas. L'une a été rendue en décembre 2016. La Cour de cassation confirme la décision d'annulation du licenciement alors que l'employeur ne justifiait pas de l'impossibilité d'exécuter son obligation[165]. Le second confirme la faculté pour l'employeur de licencier un salarié déclaré inapte alors que, selon les juges, l'employeur ayant dirigé le salarié vers une association externe chargée de définir un projet professionnel ou de

---

[162] C. trav. art. L. 5212-8. L'agrément dépend de l'existence d'un plan d'embauche, d'un plan de maintien dans l'emploi, d'un plan d'insertion et de formation et/ou d'un plan d'adaptation aux mutations technologiques.

[163] Ministère du Travail (mise à jour 2016), *Bilan 2015 des accords agréés au titre de l'obligation d'emploi des travailleurs handicapés.*

[164] C. trav. art. L. 5213-2-1.

[165] Cass. soc. 14 décembre 2016, n° 15-26.417 (inédit).

formation avait respecté l'obligation prévue à l'article L. 5213-6[166]. Faut-il penser que la sanction ne tombera qu'en présence d'un employeur ayant totalement négligé ses obligations ? Peut-on encore en déduire que l'employeur peut déléguer, pour ne pas dire externaliser, à un tiers la réalisation de ses obligations ? Tout ceci est édifiant, en particulier lorsqu'on rapporte cela au contentieux généré sur la base des autres critères discriminatoires ou encore à celui né Outre-Atlantique.

Ensuite, la transposition en droit français de la directive entretient une certaine confusion entre les voies et moyens de réaliser l'inclusion sociale des personnes en situation de handicap. En particulier, l'employeur pourrait faussement penser que l'agrément de l'accord OETH dans lequel figure un plan de maintien dans l'emploi est de nature à satisfaire à toutes ses obligations. Or, établir tel plan ne suffit pas puisque l'obligation de prévoir des aménagements raisonnables pris en fonction des besoins dans une situation concrète. Il s'agit bien de deux obligations distinctes : l'une est une obligation légale imposée par les pouvoirs publics dans le cadre des politiques sociales ; l'autre est une obligation dont l'employeur est débiteur à l'égard de chaque travailleur handicapé.

Dès lors, bien que la notion d'aménagement raisonnable soit arrimée à l'exigence d'égalité, ses modes de réalisation limitent très fortement son effectivité et sa capacité à lutter efficacement contre les discriminations dont sont victimes les personnes handicapées.

Proposition 1 :

Ses insuffisances intrinsèques pourraient être aisément combattues en inscrivant cette obligation dans le chapitre consacré aux règles de non-discrimination. De cette manière, l'absence d'aménagement raisonnable jugé nécessaire pourrait sanctionner indépendamment de l'obligation d'emploi et de l'objectif d'inclusion sociale poursuivi par ailleurs par les pouvoirs publics. Gageons encore que cette mesure de pure légistique pourra améliorer leur invocation par les salariés handicapés devant le juge ou devant le défenseur des droits.

L'obstacle à sa diffusion en droit français vient aussi d'ailleurs. Il tient à ce que le droit social appréhende aussi, sinon plus, la situation des

[166] Cass. soc. 6 mars 2017, n° 15-26.037 (inédit).

personnes dont l'état de santé est durablement ou définitivement altéré à travers l'exigence de santé, sans par ailleurs que celle-ci ne soit toujours articulée avec l'exigence d'égalité.

2. Les aménagements raisonnables, à la croisée de la santé et de l'égalité

2.1 Handicap et Santé des travailleurs

Bien souvent, c'est sous le prisme de la santé des travailleurs qu'est abordée la situation professionnelle des personnes handicapées. Sans doute, cela tient, comme l'a noté M. F. Héas, au fait que « *la dimension médicale est dominante en matière de handicap* »[167]. Si la maladie mérite d'être distinguée du handicap, il n'existe pas de lien nécessairement exclusif entre les deux[168]. En effet, la maladie peut être à l'origine d'une limitation *durable* de sa participation à la vie professionnelle. Il existera alors un lien, parfois difficile à démêler, entre le constat d'une situation de handicap, la décision relative à son aptitude ou non à occuper son poste de travail et celle se rapportant à l'évaluation de son incapacité permanente de travailler[169]. Une explication réside dans la manière dont est saisie l'altération durable de l'état de santé du travailleur. Aujourd'hui, les mécanismes visant à la protection de l'état de santé des travailleurs sont bien plus mobilisés que ne le sont les règles de non-discrimination à raison de l'état de santé et du handicap. Il existe trois régimes juridiques, qui certes ont une logique propre, mais qui ensemble régissent la situation du travailleur dont l'état de santé entrave durablement sa capacité de travailler. Il s'agit de l'inaptitude, de l'invalidité et de l'incapacité permanente[170].

---

[167] Héas F. (2011), « Le contentieux de l'inaptitude à l'emploi en cas de handicap », *RDSS* 2011, p. 849.
[168] CJUE, 11 avril 2013, req. C-335/11.
[169] Caron M., Verkindt P.-Y. (2011), « Inaptitude, invalidité, handicap : l'image du "manque" en droit social », *RDSS* 2011, p. 862. Sur 3 799 licenciements pour inaptitude comptabilisés, 970 concernaient des salariés handicapés (soit environ 25 %) : ministère du Travail, *Bilan 2015 des accords agréés au titre de l'OETH, op. cit.* p. 21.
[170] Del Sol M., Héas F. (2016), Variations sur et autour de l'inaptitude en santé-travail, Octares, p. 29 et s.

2.2 Aptitude et inaptitude des salariés

Tout salarié doit être *apte* à exercer le travail pour lequel il est employé. Cette décision dépend du médecin du travail qui le détermine soit à l'embauche pour certains salariés, soit à la suite d'une maladie professionnelle, d'un long arrêt de travail à la suite d'une maladie, d'un accident du travail ou pour maternité. Si le salarié est déclaré *inapte* par le médecin du travail, l'employeur pourra, voire devra, le licencier. Cependant, il devra avoir veillé à respecter son obligation de reclassement, lui imposant non seulement de rechercher les emplois disponibles correspondant aux qualifications professionnelles du salarié, mais encore d'adapter le poste de travail compte tenu de ses capacités à l'occuper[171]. Cependant, selon une décision récente, « *l'inobservation par l'employeur des obligations n'est pas sanctionnée par la nullité du licenciement* », faisant fi des effets possiblement discriminatoires résultant de tels manquements[172]. À l'inverse, en cas de décision d'aptitude, le médecin du travail peut subordonner celle-ci au respect de certaines préconisations. L'article L. 4624-3 du Code du travail dispose, depuis, 2016, que le médecin du travail peut proposer « *des mesures individuelles* d'aménagement, *d'adaptation ou de transformation du poste de travail ou des mesures d'aménagement du temps de travail justifiées par des considérations relatives notamment à l'âge ou à l'état de santé physique et mentale du travailleur* ».

C'est ainsi que se dessine progressivement, sur le terrain de la santé au travail, la notion d'aménagements raisonnables. Ici la loi fait explicitement référence à la notion *d'aménagement*. De même, le caractère raisonnable n'est pas absent puisque l'employeur peut faire connaître par écrit les motifs qui s'opposent à ce qu'il soit donné suite aux mesures d'aménagement préconisées par le médecin du travail. Il doit alors démontrer son impossibilité à y satisfaire, notamment en raison de la charge disproportionnée que représentent les aménagements souhaités par le médecin du travail[173].

---

[171] Soc. 31 mars 2016, n° 14-28.314.
[172] Cass. soc. 6 mars 2016, préc.
[173] C. trav. art. L. 4624-6 et L. 4624-9. L'employeur doit prouver qu'il est dans l'impossibilité de prendre en compte l'avis du médecin du travail Soc., 23 février 2000, n° 97-44947.

2.3 De l'exigence de santé à l'exigence d'égalité au travail

Le refus injustifié de l'employeur est sanctionné comme un manquement à son obligation de préserver la santé physique et mentale des travailleurs[174]. Mais ne pourrait-on pas y voir aussi une discrimination ? Dans un arrêt déjà ancien, la Cour de cassation avait jugé discriminatoire le licenciement d'un salarié en dépit de l'« *avis d'aptitude de reprise à mi-temps* »[175]. Les juges avaient déduit de la violation des règles protégeant la santé des travailleurs l'existence d'une discrimination[176]. Cette disposition fait référence à deux motifs discriminatoires : l'âge et l'état de santé. Dès lors, il est envisageable de déduire du manquement de l'employeur à son obligation de préserver la santé des travailleurs, une discrimination fondée sur l'un ou l'autre de ces motifs. Pourtant, une fois encore, rien n'est explicite dans la loi.

Le mentionner permettrait de faire sanctionner de manière bien plus systématique l'absence d'aménagements préconisés par le médecin du travail. Il ne s'agit pas seulement d'un manquement à l'obligation de préserver la santé des travailleurs, c'est aussi une violation du principe de non-discrimination.

Proposition 2 – Préciser à l'article L. 4624-3 du Code du travail que tout refus injustifié de l'employeur est une discrimination au sens de l'article L. 1132-1 du Code du travail.

Cela permettrait assurément de faire le lien entre exigence de santé et exigence d'égalité et de dépasser le conflit de logiques. En somme, il s'agit de penser globalement les deux questions comme étant intimement liées. L'exclusion résultant de l'absence de mesures appropriées prises pour les salariés en situation de handicap est une violence, qui est tout à la fois sociale, physique et psychologique.

À cet égard, il est salutaire dans une perspective inclusive que le CHSCT « [contribue] *à l'adaptation et à l'aménagement des postes de travail afin de faciliter l'accès des personnes handicapées à tous les*

[174] C. trav. art. L. 4121-1

[175] Soc. 15 juill. 1998, Bull. civ. V, n° 384, RJS 1998. 730, n° 1201.

[176] Rappr. CJUE 11 avr. 2013, req. C-335/11 ; CJUE 11 avr. 2013, req. C-337/11. Dalloz actualités, 26 avril 2013. Dans cette décision, la CJUE a qualifié une telle mesure, consistant à l'aménagement du temps de travail, d'aménagement raisonnable au sens de la directive 2000/48.

emplois et de favoriser leur maintien dans l'emploi au cours de leur vie professionnelle »[177]. Il est en revanche regrettable que cette mission ne s'accompagne d'aucune prérogative ni aucun moyen, que ce soit au stade de l'élaboration des accords OETH, ou que ce soit par l'exercice d'une procédure d'alerte, comme le préconise parfois le défenseur des droits[178].

Proposition 3 : Informer et consulter le CHSCT sur l'élaboration et la mise en œuvre des accords OETH.

Proposition 4 : Instaurer un droit d'alerte au profit des membres du CHSCT visant à faire constater le manquement de l'employeur à ses obligations d'adapter l'emploi du salarié compte tenu de son état de santé ou de sa situation de handicap. Alerte exercée à l'adresse de l'employeur ouvrant droit soit à un recours judiciaire, soit à la saisine de l'inspection du travail, soit à la saisine du défenseur des droits.

2.4 Régimes d'invalidité et d'incapacité

Deux autres régimes appréhendent la situation des salariés dont l'état de santé est durablement compromis. Il s'agit du régime de l'invalidité et du régime de l'incapacité permanente. La pension d'invalidité est un revenu de remplacement, versé au salarié se trouvant dans l'incapacité de travailler compte tenu de l'altération grave et stabilisée de son état de santé[179]. Le régime de l'incapacité permanente relève quant à lui du régime des accidents du travail et des maladies professionnelles. Il consiste, non pas à offrir un revenu de remplacement, mais à *réparer le préjudice subi* par les salariés victimes d'un accident du travail ou d'une maladie professionnelle.

En dépit de différences de régime, tous deux reposent sur une « *cotation du corps laborieux* »[180]. L'appréciation de l'invalidité comme de l'état d'incapacité permanente résulte d'un examen médical réalisé par le médecin-conseil de la Sécurité sociale. Il s'agit d'évaluer la capacité de travail restante, l'état général, l'âge, les facultés

---

[177] C. trav. L. 4612-1 issu de la loi du 8 août 2016.

[178] Une recommandation du 20 mai 2016 préconise la mise en place d'une procédure d'alerte faisant intervenir le CHSCT, le médecin du travail et impliquant une enquête formalisée et contradictoire ainsi que la mise en œuvre de mesures conservatoires (DD, 20 mai 2016, MLD -2016-122).

[179] Si la personne n'est pas éligible à la pension d'invalidité, elle peut obtenir l'allocation aux adultes handicapés (Art. L. 821-2 CSS).

[180] Expression de P. Leroy.

physiques et mentales de l'assuré, ainsi que les aptitudes et la formation professionnelle[181]. Dans les deux cas, ces garanties visent à « *compenser, quoiqu'imparfaitement, la distance à l'emploi* »[182].

D'autre part, et au-delà du caractère assurantiel de ces régimes attachés à la sécurité sociale, ils garantissent une certaine égalité. En assurant des moyens de subsistance, ils prémunissent les travailleurs contre le risque d'exclusion sociale, conformément à la finalité qui avait été assignée à la sécurité sociale en 1945. Cependant, ces mécanismes de solidarité ne reposent pas sur une logique inclusive. Ils sont une résurgence du modèle exclusif dans lequel les personnes en situation de handicap, notamment celles qui le sont devenues, vont pouvoir être dispensées de travailler et par suite mis à l'écart du marché du travail.

2.5 Pour une sécurité sociale, professionnelle et inclusive

Antérieurs à l'évolution de la conception du handicap, les régimes d'invalidité et d'incapacité permanente restent étrangers à l'idée d'une égale participation à la vie sociale et professionnelle. Ce faisant, ils contribuent à perpétuer la marginalité dans laquelle se trouvent les travailleurs handicapés ou dont l'état de santé est durablement atteint et à rendre socialement acceptable l'insuffisance des mécanismes de compensation.

Le propos n'est pas de dénoncer ces systèmes de prise en charge des travailleurs handicapés ou dont l'état de santé est durablement affecté. Il est de les interroger au regard de l'exigence d'égalité et d'une nouvelle manière de penser la situation des travailleurs en situation de handicap. Il ne suffit plus de pallier une perte de revenu et de compenser l'incapacité de travailler. L'enjeu est encore de lutter contre les discriminations dont sont victimes les travailleurs lorsqu'ils sont ou deviennent en situation de handicap. Cela suppose donc de repenser les dispositifs de sécurité sociale, de manière à permettre à tout travailleur d'exercer ou de poursuivre une activité professionnelle compte tenu de la capacité de travailler existante. Il s'agit de donner à la sécurité sociale une dimension qui soit à la fois plus professionnelle

---

[181] CSS art. L. 341-3 et R. 434-32. Soulignons encore la prégnance d'une conception de la santé, limitée à la santé physique. Cf. Lerouge L. (2005), « Reconnaissance des troubles psychologiques post-traumatiques », *Cah. Soc.* 2005, p. 2.

[182] Del Sol M., Héas F., *Variations sur et autour de l'inaptitude en santé-travail*, *op. cit.*

et plus inclusive. Intégré au système de protection sociale, et articulé avec ceux existants, le droit d'obtenir des aménagements raisonnables deviendrait ainsi une prestation ouverte à chacun, en tant qu'assuré social. Cette solution a d'abord pour mérite de rendre possible une individualisation des droits sociaux sans pour autant renoncer à l'universalisme. Cette proposition a pour mérite de se fonder sur la solidarité entre travailleurs valides et travailleurs en situation de handicap, tout en supprimant les inégalités actuelles entre travailleurs en situation de handicap. Il deviendra indifférent de savoir ce qui est la cause du handicap. Plus encore, que l'employeur soit une petite, une moyenne ou une grande entreprise, tous les salariés auront droit au même aménagement défini en fonction de la nature de leur handicap et non en fonction des moyens dont dispose l'employeur. Cette solution offre enfin une solution au problème de financement des aménagements raisonnables. Une fois intégré aux cotisations sociales, le financement ne dépend plus du respect de l'obligation d'emploi, ce qui au demeurant n'exclut pas qu'elle soit sanctionnée par une amende civile.

Proposition 4 - Faire des aménagements raisonnables une prestation préconisée par le médecin du travail et financée par le régime de la sécurité sociale.

La technique des aménagements raisonnables pourrait acquérir une force et une portée bien plus grandes. Cela suppose de ne pas la cantonner pas à une exigence sans moyen ni sanction. Assurément, elle pourrait être un instrument d'inclusion sociale, de lutte contre les discriminations, et d'émancipation des travailleurs en situation de handicap. Les propositions formulées dans la présente étude tendent à y apporter modestement une contribution.

Bibliographie

Aouar L. (2009), *Handicap, maladie et droit à l'emploi. De la solidarité à l'égalité substantielle*, thèse.

Boujeka A. (2009), « Égalité de traitement et handicap : à propos de la proposition de directive européenne du 2 juillet 2008 », *RDSS* 2009, p. 92.

Caron M. et Verkindt P-Y. (2011), « Inaptitude, invalidité, handicap : l'image du "manque" en droit social », *RDSS* 2011, p. 862

Del Sol M., Héas F. (2016), *Variations sur et autour de l'inaptitude en santé-travail*, Octares.

Grundler T. (dir.), (octobre 2016), *Aménagements raisonnables et non-discrimination*, Rapport final, U-POND, Ardis.

Joly L. (2013), *L'emploi des personnes handicapées ; entre discrimination et égalité*, Dalloz.

« Il s'agit de donner à la sécurité sociale une dimension qui soit à la fois plus professionnelle et plus inclusive. Intégré au système de protection sociale, et articulé avec ceux existants, le droit d'obtenir des aménagements raisonnables deviendrait ainsi une prestation ouverte à chacun, en tant qu'assuré social. Cette solution a d'abord pour mérite de rendre possible une individualisation des droits sociaux sans pour autant renoncer à l'universalisme ».

Josepha Dirringer.

RECENSIONS

Maïtena Armagnague-Roucher (2016), *Une jeunesse turque en France et en Allemagne,* Le Bord de l'eau.

Le livre de Maïtena Armagnague, issu de sa thèse en sociologie, s'empare d'une question que les politiques publiques aussi bien que la littérature sociologique françaises peinent à analyser sereinement : la compréhension de l'expérience des jeunes issus d'une même immigration dans deux pays européens aux modèles d'intégration différents. Ce sont ainsi les jeunes « originaires de Turquie » qui ont fait l'objet d'une enquête par immersion et dont les discours et les parcours sont restitués afin de saisir ce que veut dire, en pratique et en subjectivité, être un jeune issu de l'immigration turque en France et en Allemagne aujourd'hui. Le terrain d'enquête a été réalisé à Bordeaux et à Hambourg où la population d'origine turque représente respectivement 1 % et 3 % de la population totale. Si à Bordeaux, la communauté turque est regroupée dans un seul quartier, celui de la Porte de Bourgogne, en revanche plusieurs quartiers sont habités par la communauté turque à Hambourg. On aimerait, à ce propos, en savoir davantage sur les démarches effectuées par la sociologue pour devenir familière avec les jeunes Turcs et Turques de son enquête, car les extraits d'entretien qui émaillent l'ouvrage témoignent à l'évidence de la relation de confiance qu'elle a su nouer : pour ne prendre que quelques exemples parmi d'autres, l'expression détaillée du racisme anti-arménien ou anti-kurde, les conceptions des relations amoureuses selon ces jeunes ou encore le fait qu'elle ait pu assister à une fête réservée aux femmes de la communauté à Bordeaux.

La démarche générale de l'ouvrage, comparer deux communautés d'une même diaspora dans deux pays européens, s'avère tout à fait pertinente à plusieurs titres. En premier lieu, elle permet de préciser le contexte des relations interethniques dans chaque pays pour expliquer que même si les jeunes d'origine turque sont minorisés dans les deux pays, ceux qui vivent en Allemagne entretiennent des relations plus apaisées avec l'État-Nation que leurs homologues de France : « *l'Allemagne et la France révèlent donc deux modes d'inclusion de leurs minorités, tenant aux traditions nationales, mais surtout aux modalités d'inscription économique et interethnique des immigrés et leurs descendants* » (p. 252). La comparaison vient ici servir une démonstration proprement sociologique qui rompt avec une vision essentialiste d'une communauté turque dont les modes de vie seraient expliqués par une « culture » essentialisée ou par le critère religieux d'une population majoritairement musulmane dans des pays où la confession majoritaire est d'obédience chrétienne.

En second lieu, la comparaison permet de soutenir une hypothèse forte, contre-intuitive et très intéressante : bien que la France ait une vision universaliste et assimilationniste de l'intégration nationale, la jeunesse turque à Bordeaux entretient des liens communautaires plus forts que celle de Hambourg. Les modèles français et allemands ne s'opposent certes pas si frontalement qu'il y paraît en théorie : « *l'assimilation française repose sur l'universalisme et l'individualisme. [...] Pourtant, ce rejet formel de toute segmentation ethnique ne signifie pas que la France ait toujours mis ses pratiques en consonance avec ses principes. De même, l'Allemagne a historiquement tenu des positions moins universalistes, mais elle a également assimilé ses populations immigrées.* » (p. 25).

En Allemagne, où l'immigration turque était envisagée comme temporaire par les pouvoirs publics, il n'était considéré illégitime que le référent culturel reste la Turquie, et que l'intégration passe par le marché du travail. Cette immigration est plus ancienne de dix à quinze ans à Hambourg par rapport à Bordeaux. Pourtant, les jeunes Turcs hambourgeois s'avèrent moins insérés dans des liens communautaires forts et contraints, par comparaison avec les Turcs bordelais. Leur expérience de la discrimination ne s'exprime pas de manière aussi aiguë que les jeunes d'origine turque vivant en France, dans les discours recueillis par M. Armagnague. Certaines personnalités hambourgeoises d'origine turque sont d'ailleurs aujourd'hui internationalement (re)connues, à l'image du réalisateur Fatih Akin. Le type d'immigration dans les deux pays explique également des différences de parcours pour les générations suivantes : à Bordeaux, les migrants viennent des mêmes régions rurales de l'Anatolie alors qu'à Hambourg, une partie de l'immigration vient des grandes métropoles turques, l'immigration rurale part de régions différentes et les familles ne se connaissent pas d'emblée soit parce qu'elles viendraient des mêmes régions de Turquie, soit parce qu'elles habiteraient le même et unique quartier dans la ville d'arrivée comme tel est le cas à Bordeaux.

Ce propos se décline au long de sept chapitres : le premier chapitre présente les traits de l'immigration turque dans les deux pays ; les chapitres deux et trois proposent une présentation successive des jeunes en France et en Allemagne et mettent en valeur des éléments (relations amoureuses, intégration économique) qui sont analysés de manière comparative plus en avant dans l'ouvrage et qui mettent notamment en évidence la division sexuée des destins autorisés pour les garçons et les filles. Le quatrième chapitre montre en quoi les deux communautés sont minorisées dans les deux sociétés : *« la condition minoritaire se définit donc par des indicateurs témoignant d'une assimilation culturelle et par une absence d'intégration économique. »* (p. 113). Cependant, cette condition minoritaire sera distinguée dans le cinquième chapitre entre « minorité marginale » pour la jeunesse turque en France et « minorité nationale » pour la jeunesse turque en Allemagne. En effet, à Hambourg, la population turque constitue la première minorité, forte de près de 60 000 individus de nationalité turque. La « minorité » nationale fonctionne davantage en vase clos, les jeunes parlent un mélange d'allemand et de turc, le *Teutsch*, et condamnent la *relégation raciale* dont elle est l'objet, alors qu'en France, les jeunes d'origine turque sont pris dans des relations interethniques hétérogènes, s'intégrant dans des groupes où prévalent les jeunes issus de l'immigration post-coloniale nord-africaine et expriment un sentiment de *discrimination* face à l'échec de l'intégration économique par la voie scolaire. Le racisme contre les Arméniens et les Kurdes traduit dans ce contexte une volonté de se distinguer des primo-arrivants plutôt qu'il ne transpose terme à terme l'histoire et l'actualité politiques de la Turquie. L'engagement religieux de certains des jeunes s'explique également par leur condition minoritaire : *« C'est parce que ces jeunes avaient des besoins et que seules les structures portant ces formes de religiosité leur ont donné l'impression d'y répondre qu'ils s'y sont engagés. »* (p. 161).

La volonté de se distinguer des descendants de l'immigration post-coloniale apparaît très présente chez les jeunes qui ont réalisé une certaine mobilité sociale et dont les caractéristiques nous sont présentées dans le sixième chapitre. À Bordeaux, *« l'"anti-modèle arabe" et l'interconnaissance des membres de la communauté sont souvent utilisés comme justifications à un contrôle strict de la jeunesse turque, notamment des filles. »* (p. 227) Outre cet effet des relations interethniques, *« pour ces jeunes, la gratification symbolique de leur "mérite" par les institutions, notamment l'école, semble avoir pour effet pervers de légitimer leur différence vis-à-vis des autres jeunesses d'origine turque »*, ce qui *« interroge la capacité des institutions françaises à produire des climats interethniques apaisés, favorisant l'épanouissement individuel juvénile et ceci en dépit de toute la rhétorique républicaine et humaniste de l'école »* (idem). Les jeunes qui ont réussi à s'intégrer économiquement indépendamment des organisations et réseaux turcs ont des modes de vie qui se rapprochent des standards des « classes moyennes », avec un souci d'autonomie en termes de lieu de résidence, de rapport au couple et à la religion. La norme de la virginité est ainsi relativisée. Si les choix amoureux apparaissent plus libres, les partenaires turcs sont en revanche évités. En Allemagne, le caractère plus ancien de l'immigration a pour conséquence qu'il existe des modèles de réussite sociale d'origine turque, et que les mobilités individuelles sont favorisées par des liens communautaires plus relâchés : *« À Bordeaux, la plus grande homogénéité peut favoriser la dépendance, rendant les affirmations individualistes plus coûteuses, alors qu'à Hambourg, la signification plurielle du fait d'être Turc a, semble-t-il, davantage encouragé les mobilités individuelles. »* (p. 250.). De nouveau, la structuration différente des deux immigrations est mobilisée comme un élément explicatif pertinent : *« À Bordeaux, la cohérence communautaire est d'autant plus facile à entretenir que la majorité des Turcs sont originaires des mêmes campagnes. Dans leur réseau, les membres sont souvent liés par des liens d'origine villageoise ou familiale qui stimulent les relations d'aide mais aussi de loyauté et d'allégeance. À Hambourg, y compris lorsqu'elles ont la même origine, et résident le même quartier, toutes les familles ne se connaissent pas. »* (idem).

Le dernier chapitre synthétise des éléments d'analyse pour montrer comment les modèles d'intégration nationale dans chaque pays ne provoquent pas nécessairement les effets intuitivement attendus. Si dans les deux pays, la jeunesse turque fait partie de la jeunesse urbaine paupérisée, l'intégration économique mieux réussie en Allemagne, l'histoire et l'origine de l'immigration turque dans ce pays et l'état des relations interethniques expliquent que cette jeunesse entretienne des liens plus fluides avec sa « communauté » d'origine ainsi qu'avec la nation allemande. Deux angles d'explication permettent d'expliquer la condition minoritaire des jeunes issus de la diaspora turque en France et en Allemagne : la structuration de l'immigration et des relations interethniques dans les deux pays d'une part, et les difficultés respectives d'intégration par l'école et le marché du travail d'autre part. Si l'école a un fonctionnement institutionnel davantage discriminant en Allemagne, elle suscite un sentiment de discrimination plus fort en France comme on l'a vu. Les institutions françaises échouent ainsi à rendre effectif le modèle d'intégration français, puisque l'assimilation culturelle des jeunes d'origine turque ne leur garantit en rien un statut social et doivent compter sur les liens communautaires pour les aider à s'insérer sur le marché du travail.

En conclusion, la comparaison de la diaspora turque dans les deux pays vise à susciter des interrogations sur les politiques publiques françaises et l'anti-communautarisme au nom de l'universalisme français. De fait, ce refus de reconnaître l'existence de « communautés » ne les empêche pas d'être effectives dès lors que les parcours individualisés de réussite individuelle sont compromis par des institutions en réalité peu égalitaires. La stigmatisation des descendant.e.s de l'immigration postcoloniale en France crée en outre des relations interethniques conflictuelles où se rejouent des stratégies de distinction entre migrant.e.s de seconde ou troisième génération.

Cette ouverture politique tout à fait convaincante ouvre la voie à de nombreuses pistes de réflexion. Il convient de souligner la richesse de l'ouvrage dont nous n'avons rendu compte qu'en partie, une richesse qui est aussi celle de l'enquête de terrain réalisée par Maïtena Armagnague. À ce titre, certains passages auraient mérité d'être analysés à la lumière de la sociologie du genre, notamment des travaux de Christelle Hamel et Isabelle Clair. Ainsi, les passages consacrés aux mariages arrangés et forcés et à la norme de la virginité auraient gagné à être confrontés aux analyses de Christelle Hamel sur la sexualité des migrant.e.s de seconde génération issu.e.s d'Afrique du Nord, une sexualité qui se situe à l'intersection de rapports sociaux de genre et de « race » dans un contexte de « racialisation du sexisme » où les hommes arabes et/ou musulmans sont considérés comme sur-sexistes et moins désirables sur le marché matrimonial. Les travaux d'Isabelle Clair auraient quant à eux servi de support à une comparaison avec des jeunesses urbaines de classes populaires. Une autre piste à explorer serait celle des engagements politiques et religieux qui, comme le montre l'auteure, ne sont pas la transposition exacte des organisations du pays d'origine, en approfondissant les transmissions politiques familiales, ce qui viendrait nourrir une sociologie de la socialisation politique qui s'ouvre depuis quelques années aux enjeux de l'ethnicité. Enfin, la finesse d'analyse des relations interethniques suggère de penser l'articulation et la co-construction avec les rapports de classe sociale et les enjeux de capital culturel qui permettraient de repenser les frontières entre classes populaires et moyennes ainsi qu'au sein des classes moyennes ; de montrer que « l'intégration » produit en fait une recomposition des rapports sociaux dans le pays d'arrivée, qui agit en retour sur l'espace des parcours possibles pour les descendant.e.s de migrant.e.s.

Viviane Albenga
Maîtresse de conférences en sociologie
IUT Bordeaux Montaigne, laboratoire MICA

Arnaud Alessandrin, Karine Espineira (2015), *Sociologie de la transphobie*, Maison des sciences de l'homme d'Aquitaine.

Sociologie de la transphobie étudie le rejet et les oppressions systémiques subies par les personnes trans par opposition aux tentatives psychanalytiques objectivantes qui théorisent déjà largement des processus de transition subjectifs.

Il s'agit « *d'interroger, au-delà de la question trans, les normes et les polices de genre qui s'organisent autour d'une imposition cisgenre* » (p. 44). Il est en effet rappelé (p. 76) qu'une sociologie des transidentités ne peut prétendre à l'élaboration d'une définition close incluant les identifications individuelles et les spécificités des discours sociaux et culturels, à moins de se cantonner à la stricte définition psychiatrique du transsexualisme, concept médical dont l'histoire est rapportée dans le deuxième chapitre (p. 77).

Yves Raibaud souligne à ce titre, dès la préface, l'importance de la prise de parole par les personnes concernées pour produire des connaissances visant à participer aux luttes contre les discriminations faites à leur encontre.

Dévoilant les résultats statistiques de l'étude, Arnaud Alessandrin et Karine Espineira présentent différentes expériences sociales qui rendent compte de la dimension politique des oppressions transphobes (p. 35). Il est en effet nécessaire, dans une recherche de poussée égalitaire en droit, de faire la preuve de la transphobie en travaillant ses contours d'un point de vue sociologique et non uniquement juridique. Pour ce faire, les deux sociologues s'emploient à réunir également des témoignages et à réaliser une enquête quantitative dont les résultats figurent aux chapitres deux et cinq du livre.

Il est d'abord précisé que, pour concevoir les transidentités, les auteur·ice·s choisissent d'utiliser le concept de « *carrière* », au sens de Becker (1985), qui renvoie à « *un processus d'apprentissage auquel participe pleinement le stigmate* », et ce pour éviter l'écueil du processus d'essentialisation. Ainsi les récits de différentes expériences transidentitaires sont-ils rapportés en discernant notamment les récits « *d'expérience totale* », dans lesquels l'expérience transphobe semble être partout, ceux des « *intouchables de la discrimination* », qui tentent des mises à distance de la transphobie, et ceux des « *bricoleurs* », ce dernier faisant par exemple référence à l'imprévisibilité de la discrimination. Sont également distinguées les transphobies directe et indirecte, respectivement rejet explicite des transidentités et conséquence insidieuse du cisgenrocentrisme, et la transphobie institutionnelle dans le contexte médical et juridique français.

Enfin, les résultats de l'enquête quantitative menée entre mai et juin 2014 sont présentés sous forme de diagrammes qui illustrent les 309 réponses rentrées par le biais de réseaux sociaux et sites et réseaux associatifs (p. 133). Ainsi l'identité de genre, l'âge, la profession et l'orientation sexuelle des répondant.e.s sont présentés avant de distinguer les différentes formes d'oppressions subies. L'enquête révèle notamment les dénis de justice et la mauvaise gestion des plaintes par la police, ainsi que la négligence des administrations publiques et du corps médical.

La pathologisation des personnes trans par la médecine est présentée comme une cause et une conséquence de la transphobie, dans laquelle le discours du « biopouvoir » recourt à l'assignation des personnes trans à la dysphorie de genre. Il s'agit selon les auteur.e.s de définir une prétendue maladie nécessaire à « *l'attribution chichement attribuée de soins adaptés, au prix d'un humiliant parcours psychothérapeutique* » (p. 13). La sphère médiatique, autre angle d'analyse du livre, véhicule quant à elle des clichés désinformants contre lesquelles les chartes pour le respect des trans luttent en indiquant notamment aux journalistes le vocabulaire approprié à adopter, et nie les crimes transphobes, que la loi française ne reconnaît pas, rendant notamment impossible toute prévention (p. 99).

À l'objection à l'étude de la transphobie qui catégoriserait les personnes discriminées ayant développé des stratégies de « vie vivable » à leurs dépens, est rappelée la nécessité de réaction des militant.e.s trans face à l'impunité de l'État devant des agressions criminelles et à « *la manifestation violente, permanente et généralisée de la transphobie* » (p. 14). Notons de ce point de vue que, depuis la publication du livre, la loi française a évolué en ce domaine et protège aujourd'hui les victimes de transphobie.

Le quatrième chapitre rappelle ainsi les différents mouvements militants trans depuis les années 1970 qui, en France, connaissent leur apogée en

2005 avec la deuxième édition de la marche Existrans (p. 115). Dès lors, les modes d'action se professionnalisent en multipliant les procédures à l'encontre des institutions qui refusent le changement d'état civil dont découlent l'accès au travail, à la santé, au logement ainsi qu'au mariage et ses droits familiaux à des personnes trans, mais aussi en développant l'administration des structures associatives et en produisant des connaissances expertes ou contre-expertes.

Le dernier chapitre se focalise sur l'invisibilisation des personnes trans dans les politiques de santé. Prévention et sensibilisation aux risques de MST et du VIH dans les rapports sexuels sont donc prises en charge par des militant·e·s trans comme Outrans et son fascicule *Dicklit et T claques* et Chrysalide et son site « Gare à tes fesses » (p. 157). Il se poursuit avec une ouverture sur le travail du sexe et les personnes trans migrantes, puis quelques pistes de recherche sont suggérées comme celles du « *vieillir trans* », des différences entre hommes et femmes trans et entre catégories sociales et professionnelles, ainsi qu'un travail approfondi sur « *les personnes trans racialisées et/ou migrantes* » (p. 172).

Dans la conclusion, sans pour autant remettre en question l'importance de l'interconnexion des luttes trans avec les luttes féministes et/ou LGBI, les auteur.ice.s rappellent que la transphobie « *demeure impensée* », ce qui se traduit notamment par certains discours qui réassignent aux femmes trans une identité de genre masculine en prétextant qu'elles auraient été « *socialisées comme des hommes* » (p. 170) pour contester leur légitimité à se revendiquer d'aucun féminisme.

Finalement, l'investissement du domaine juridique, les pratiques militantes subversives et la lutte contre les stéréotypes de genre sont trois fronts distincts qui, activés simultanément, semblent proposer, selon les deux sociologues, des stratégies de lutte efficaces contre la transphobie.

Jaime Cussac
Étudiante en Master « Genre », Université Bordeaux Montaigne

Estelle Carde (2016), *Discriminations et accès aux soins en Guyane française*, Les presses de l'université de Montréal.

En nous permettant de voyager dans l'ouest Guyanais, cet ouvrage nous confronte à des réalités sociales universelles, à travers une analyse approfondie des inégalités dans l'accès aux soins. Il ouvre des perspectives de compréhension des mécanismes de discrimination et des ressorts de la construction sociale de l'altérité.

Se basant sur une méthodologie d'immersion dans un hôpital, l'auteure, médecin et anthropologue, analyse les discours et représentations des professionnels de santé et du social vis-à-vis des patients, en mettant en lumière les mécanismes de la discrimination dans l'accès aux soins.

La limite de cette recherche fait paradoxalement sa force. Ce ne sont pas les victimes de discriminations qui font l'objet de la recherche, mais les auteurs et les témoins de ces discriminations. Aussi, l'auteure peut-elle inverser le dispositif explicatif et se concentrer sur les représentations sociales à l'origine des discriminations. L'un des apports majeurs de cet ouvrage est de démontrer, terrain à l'appui, que la discrimination a pour origine essentielle l'agissement de celui-celle qui discrimine et non pas le fait ou la situation de celui-celle qui est discriminé-e : quelles que soient les caractéristiques des dominés, la discrimination est une construction sociale révélatrice des rapports sociaux, en vertu des normes érigées par les dominants. Cette étude démontre que ce sont les représentations des dominants qui construisent l'altérité. Ainsi, la notion de discrimination selon l'origine ne suffit plus comme modèle explicatif des inégalités dans l'accès aux soins.

Elle souligne que les dispositifs à l'œuvre (les discours et représentations des professionnels) se sont construits et légitimés au fil de l'évolution du contexte politique économique et historique des vingt dernières années, citant en particulier les restrictions de l'accès à la couverture médicale universelle et celles des droits au séjour des étrangers au motif que ces droits représenteraient des « charges » pour la collectivité et des « menaces » migratoires.

Elle montre que, par extension, ces représentations s'appliquent dans l'esprit des professionnels à toute personne qui n'est pas, à leurs yeux, légitime du fait de son origine supposée, de sa couleur de peau, de sa maîtrise de la langue (française, mais surtout créole).

À l'appui de sa démonstration, l'auteure mobilise deux concepts, l'« *illégitimation* » et la « *différenciation* ».

Le premier recouvre un déni de légitimité des usagers qui permet d'aller au-delà de ce que la loi autorise en matière de refus de droits sociaux. Cette illégitimation est rendue possible précisément par la légitimité des agents de l'état, des collectivités territoriales ou de l'hôpital à prendre des mesures plus restrictives que celles du cadre légal, en exigeant par exemple certains justificatifs de manière illégale. Elle est également favorisée par une rhétorique d'ensemble en Guyane comme en métropole, qui désigne les étrangers comme responsables de tous les maux. En Guyane, cette rhétorique est renforcée par un sentiment identitaire fort, celui de la « guyanité ».

Après avoir souligné que l'usage des catégories ethnoraciales est prégnant en Guyane (Créoles, Amérindiens, Noirs-marrons, Hmongs, Métropolitains…) et s'articule au genre, au statut socio-économique et à l'âge, l'auteure souligne que ces catégories sont définies et appropriées par les dominants qui sont, pour la plupart, ceux-là même qui permettent ou non l'accès aux soins, et qui pour certains d'entre eux les mobilisent pour renforcer les discriminations.

Dans l'Ouest Guyanais, ces discriminations s'exacerbent à l'encontre des Noirs-marrons jugés « inassimilables » à la société guyanaise par opposition aux créoles, qui sont considérés et se définissent comme produits d'une « assimilation au long cours ». Ainsi la Guyanité se confond-elle avec la créolité ; cette dernière, à l'inverse de la créolisation, fruit d'une dynamique de mélange et de fluidité sociale, est une identité fermée à laquelle est associé le « véritable » patrimoine guyanais. Ce repli identitaire est expliqué par un renversement démographique assez récent (autour des années 1970). Les Créoles, jusqu'alors majoritaires sont progressivement mis en minorité du point de vue démographique d'une part par la fermeture de leur identité communautaire et d'autre part par l'accroissement démographique des autres communautés qui peuplent la Guyane ou qui s'y sont installés (amérindiens, Noirs-marrons, Hmong), et enfin par l'arrivé des migrants. Cette diversification démographique étant perçue comme coordonnée par l'État au fil de l'histoire, elle renforce la posture défensive de certains Créoles. « *L'illégitime* » est un minoritaire ethnoracialisé même s'il est un citoyen français, mécanisme également répandu en métropole.

Mais il est un autre dispositif que l'auteure estime propre à la Guyane, « *la différenciation* ». Elle est essentiellement opérée par de nouveaux venus qui tirent leur légitimité du fait d'être métropolitains, bien qu'ils soient minoritaires en nombre et, pour la plupart d'entre eux, de passage en Guyane.

Les mécanismes de cette différenciation reposent sur la construction de stéréotypes ethnoraciaux : des caractéristiques essentialisées sont appliquées à chaque communauté sur la base de représentations ethnoraciales à partir d'une norme ethnocentrée, qui correspond à ce qui est attendu d'une bonne conduite vis-à-vis du système de soins. Ces attitudes culturalistes sont renforcées par l'usage routinier des catégorisations ethnoraciales propres à la société guyanaise. Elles s'articulent chez certains métropolitains avec l'idée selon laquelle le système de soins et d'accès aux droits français ne serait pas en adéquation avec ces différences culturelles. Ici, les cultures dites « traditionnelles » sont l'objet de curiosité, et l'acculturation induite par la nécessité d'assimilation à la société française est considérée comme générant une perte culturelle pour ces populations. Le droit français serait donc inadapté à ces cultures et contribuerait à les pervertir en fabriquant des assistés.

Dans la réalité, l'étude montre que ces approches culturalistes occultent d'une part les déterminants socio-économiques qui affectent les différents groupes discriminés, et d'autre part les insuffisances propres à l'offre de soins.

Trois formes d'inégalité structurelles se superposent et se conjuguent, les inégalités territoriales, socio-économiques et ethnoraciales : les plus pauvres et les plus éloignés (physiquement et symboliquement) des lieux de soins et des administrations étant les groupes ethniques discriminés. Le regard culturaliste, qui a pour conséquences de construire cette différenciation, produit également un gommage des problématiques socio-économiques, ce qui en retour permet sa justification.

Une autre conséquence du culturalisme est de proposer en toute bonne intention des soins ou des prises en compte spécifiques à ceux que l'on a définis comme différents, ce qui conduit à créer de nouvelles discriminations, en sortant l'individu d'un accès universel aux soins ou aux droits (par exemple ne pas proposer un traitement anti-VIH à un patient, au prétexte d'une non-observance « culturelle » propre à son groupe ethnique, créer un guichet d'accueil réservé à un groupe ethnique, mais sans en assurer la qualité de service ni la légitimité vis-à-vis des autres institutions).

Enfin, le culturalisme a pour effet d'homogénéiser les groupes sociaux en ignorant leur diversité interne, prenant la partie (identité ethnoraciale) pour le tout. L'auteur souligne toutefois qu'il ne s'agit pas d'occulter les différentes formes de cultures présentes en Guyane mais plutôt d'articuler leur prise en compte avec les déterminants socio-économiques, territoriaux et de genre, qui sont imbriqués.

L'illégitimité et la différenciation construisent conjointement mais avec des prémisses différentes, un dispositif de discriminations multiples. Les auteurs de ce dispositif ont le pouvoir d'en définir les frontières, délimitant ainsi l'accès aux soins et aux droits sociaux des populations qui en sont victimes, accusées en retour de porter la responsabilité de ces exclusions à cause de leurs comportements. Plus encore, la Guyane, comme d'autres territoires d'outre-mer peut être considérée comme un laboratoire de la restriction de l'accès aux droits comme en attestent les mesures dérogatoires qui y sont appliquées en constituant « *peut-être un terrain d'observation pour le législateur, qui peut s'inspirer des pratiques restrictives opérées localement pour préparer leur inscription dans la loi nationale* ».

Françoise Guillemaut
Maîtresse de conférences en sociologie,
Université Toulouse Jean Jaurès

APPELS À ARTICLES

7e Appel à articles

Langues et discriminations

Sous la direction de Pierre Escudé

Pour ce septième appel à articles, la revue *Les cahiers de la LCD* (Lutte Contre les Discriminations)[183] a décidé de s'intéresser aux langues, sous l'angle des « discriminations linguistiques ». Sujet d'actualité depuis un an : la loi de modernisation de la justice de novembre 2016 a opéré un changement sur l'article 225 du Code pénal. Si la plupart des textes juridiques internationaux interdisent depuis plusieurs années les discriminations basées sur des critères linguistiques (au même titre que toutes les autres discriminations), la loi française s'est donc saisie tardivement de cette question. Il est désormais interdit de discriminer un individu sur la base de critères linguistiques. Pour la première fois en France, il est en effet établi comme discriminatoire « *toute distinction entre les personnes morales sur le fondement [...] de la capacité à s'exprimer dans une langue autre que le français* » ; à savoir la langue étrangère et/ou langue régionale.

Dans ce contexte médiatique et juridique, quels sont les enjeux et les conséquences, tant individuels que collectifs d'une telle reconnaissance (C. Taylor, 2004) dans les champs scolaires, juridiques ou bien encore celui de l'emploi ? La variété et la diversité des langues en un même espace civique, légal, scolaire, politique, social est-elle un obstacle ou un fondement nécessaire à son identité ? Les langues sont-elles discriminées en tant que langues (et selon quelle raison politique, scientifique, idéologique ?), ou bien sont-ce les locuteurs de ces langues qui sont discriminés (et pour quelles raisons) ?

Qu'il s'agisse de la péjoration des langues et accents régionaux – on pense pour la France à Pierre Bourdieu qui cachait son accent béarnais en arrivant à Paris, à Jacques Derrida qui se mit à détester la poésie de René Char quand il l'eût entendue prononcée par son auteur, et bien sûr à la longue histoire des textes scolaires qui effacent de la réalité des enseignements et des transmissions de savoir la réalité des langues

---

183 http://www.lescahiersdelalcd.com/

des élèves -, de la maîtrise ou de la non-maîtrise de langues étrangères, de la stigmatisation de langues ou de codes maîtrisés ou de celles/ceux qui les portent (accents « provinciaux » et de la « France d'outre-mer », jeunes allophones, jeunes issus de quartiers populaires et/ou des banlieues, etc.), la question des discriminations selon le langage est ici posée. Quels sont ses rapports avec les idéologies linguistiques et avec les représentations sociales (la norme – la langue « sans accent » - fut longtemps opposée aux marges géographiques – les provinces, les colonies - ; elle peut l'être aujourd'hui sur d'autres marges d'une autre géographie mentale : les banlieues, les jeunes, les immigrés) ? Comment et pourquoi ces représentations évoluent-elles ?

Cette discrimination linguistique s'appuie donc non seulement sur des façons de parler une langue mais aussi sur le fait de parler d'autres languesque la langue attendue, imposée, survalorisée – et d'une certaine façon, d'être bilingue ou plurilingue, quand la norme serait de pratiquer une et une seule langue normée, qui est celle des pouvoirs. Mais ce modèle national strict (monolinguisme d'une langue hypernormée, modèle longtemps transmis par l'École) est-il de nos jours encore d'actualité ? À quoi sont dus les changements menant à une reconnaissance de la diversité, de la variété et en quoi ces changements peuvent-ils impliquer des bouleversements dans les représentations et les pratiques, et plus précisément dans le cadre scolaire, des renouvellements d'ordre cognitif ?

Si l'on raisonne de façon comparative, il sera intéressant d'interroger ce qui a freiné ou encouragé l'éclosion du critère de « *discrimination linguistique* » et récemment encore du terme de « *glottophobie* » (Blanchet 2016) dans les textes juridiques nationaux comme internationaux. Dans une même perspective, nous questionnerons le rôle des associations, et des mouvements sociaux qui portent ces revendications, à la fois locales et transnationales. Aussi, il sera attendu de questionner les limites mêmes des termes de la loi : que recouvre-t-elle, qui oublie-t-elle ? (Potriquet, Huck et Truchot, 2016)

Si l'on raisonne en termes de privilèges et de stigmates, il sera tout aussi pertinent de se pencher sur ce que sont les effets d'un langage non attendu sur les personnes en parcours scolaire et recherchant un emploi par exemple. Dans le cadre scolaire : le passage du concept (et des pratiques ?) d'*intégration* à *inclusion* a-t-il une réalité autre que rhétorique ? Sans limiter les contextes, les discriminations linguistiques pourront tout aussi bien toucher les espaces de santé, les espaces carcéraux ou ceux de l'animation…

Enfin, si l'on raisonne en termes intersectionnels, le présent numéro portera également une attention sur ce qui lie ou différencie les discriminations linguistico-culturelles et discriminations sociales, les discriminations liées au langage et leurs répercussions sur les différentes populations concernées (qu'il s'agisse de comparer les catégories d'âge, de sexe, les catégories professionnelles, les répartitions géographiques dans le paysage urbain ou national, en divisions entre centre/s et périphérie/s).

Par ailleurs, si la langue rassemble et unit (permet la communication, l'intercompréhension mutuelle, l'identification d'une communauté, d'une nation, d'un groupe social, etc.) le propre de la langue n'est-il pas *aussi* de *discriminer* au sens d'identifier à part, de séparer – Saussure parle de « deux forces [qui] agissent sans cesse simultanément et en sens contraire » que sont « l'esprit particulariste » et la « force d'intercourse » ? En ce sens, toute discrimination n'est-elle que nocive, négative, stigmatisante ou n'est-elle pas de fait un élément de l'identité (du fait d'appartenir à du même) ? Aussi, en quoi une réappropriation du sens et des enjeux des langues ne pourrait-elle pas réaménager un ordre politique dans nos sociétés : vivre et faire ensemble tout en étant aussi distincts ?

Références

Blanchet P. (2016), *Discriminations : combattre la glottophobie*, Textuel.

Coste D. (sous la direction de) (2013), *Les langues au cœur de l'éducation. Principes, pratiques, propositions*, EME.

De Mauro T. et Camilleri A. (2017), *La langue bat où la dent fait mal*, Lambert-Lucas.

De Mauro T. et GISCEL, *Diecitesi per l'educazione linguistica democratica,* http://www.giscel.it/?q=content/dieci-tesi-leducazione-linguistica-democratica.

Klinkenberg J.-M. (2001), *La langue et le citoyen*, PUF.

Lapierre J.-W. (1988), *Le pouvoir politique et les langues*, PUF.

Potriquet G., Huck D., Truchot C. (2016), *« Droits linguistiques » et « droit à la langue ». Identification d'un objet d'étude et construction d'une approche.* Actes du colloque international de Strasbourg 25-26 septembre 2014, Lambert-Lucas.

Style des propositions à contributions attendu :

- Les propositions d'articles sont attendues avant le 23 février 2018.

- Les propositions devront comprendre :
  - L'article complet (30 000 environ)
  - Une présentation de(s) auteur.e.s -2,3 publications et affiliations
  - Un résumé en français (10 lignes)
- Les normes de mise en page sont disponibles à l'adresse suivante : http://www. lescahiersdelalcd.com/appel-a-articles/appel-a-articles-permanent/

Dates limites d'envoi et conditions :

- L'ensemble des articles soumis à expertise devront être envoyés à l'adresse suivante avant le 23 février 2018 : cahiers.cd@gmail.com
- Les articles feront l'objet d'une double expertise
- Les auteur.e.s seront informé.e.s de la recevabilité de leur proposition, ou de la correction et types de corrections le 23 mars.
- Les articles retenus devront être envoyés modifiés, avant le 23 avril 2018.

La publication de ce numéro sur « Langues et discriminations » est prévue en juin 2018.

Normes de la rédaction

- Les notes de bas de page ne renvoient pas aux références bibliographiques mais permettent d'indiquer des éléments n'apparaissant pas dans le texte.
- Les références s'écrivent dans le texte (NOM, Date) : si plusieurs références d'un même auteur renvoient à la même date, merci d'accoler à cette dernière une lettre (a, b, c) que l'on retrouvera en bibliographie.
- Pour les livres : Nom Initiale du prénom. (date), *Titre du livre*, édition, collection, date.
- Pour les articles : Nom Initiale du prénom. (date), « Titre de l'article », *Nom de la revue*, numéro, volume, pagination (ex : pp. 10-20).
- Pour un chapitre de livre : Nom Initiale du prénom. (date), « Titre de l'article », in *Titre du livre* (Nom de/de la dir., Initiale du prénom, dir.), éditeur, coll., pagination (ex : pp. 10-20).
- Pour les articles électroniques, merci de compléter vos références par : Disponible sur : lien. Consulté le : Jour/Mois/Année
- Les citations (textes ou entretiens) sont proposées en « *italique* ».
- Chaque auteur.e soulignera 2-3 phrases importantes de son texte afin que ces dernières puissent être mises en exergue lors de la mise en page.
- Les illustrations utilisées doivent être libres de droits (ou fournies avec un accord d'utilisation). Les graphiques et illustrations sont numérotés et comprennent titre et légende.

8^E Appel à articles

Éducation populaire et animation à l'épreuve des discriminations

Sous la direction de Yaëlle Amsellem-Mainguy, Régis Cortosero et Emmanuel Porte

Les acteurs du secteur associatif envisagent fréquemment la question des discriminations comme extérieure à leur univers. En raison de leur vocation éducative, sociale, ou d'animation, et à leur orientation affichée vers l'intérêt général, ces acteurs seraient d'emblée prémunis de toute forme de sélectivité adossée à des critères illégitimes comme le sexe, la religion, l'origine, l'âge, l'orientation sexuelle, le territoire, la langue, etc. (Melo (coord), 2012).

Cette distance supposée mérite cependant d'être questionnée. Ce numéro propose de diriger ce questionnement vers l'un des segments – plutôt moins étudié que d'autres alors qu'il est placé en première ligne de ces interrogations : celui des associations d'éducation populaire, opérant pour l'essentiel sur le marché du travail de l'animation socioculturelle et dans le champ des politiques et des actions en direction de la jeunesse (de Lescure, Lebon, 2017).

Éducation populaire, diversité des jeunesses et « *discrimination positive à la française* »

Le champ de l'éducation populaire n'est pas, en effet, « aveugle aux différences » pour une première série de raisons de nature historique : ses acteurs se sont tous, historiquement, positionné par rapport à la traditionnelle question de l'unité ou de la diversité de la jeunesse (n'est-elle qu'un « *mot* » ? Bourdieu, 1980), mais de surcroît, l'animation socioculturelle, qui en représente la version professionnalisée, s'est d'emblée développée en référence au segment urbain et racisé de cette jeunesse, celle des quartiers « dit sensibles ». C'est également un secteur où l'on retrouve massivement employés les étudiant·e·s (Pinto, 2014).

Le développement des mouvements d'éducation populaire dès le début du XXe siècle (Christen, Besse, 2017) est en effet traversé par la question de la division de la société en classes. Une part d'entre eux opte pour une prise en charge ciblée de jeunes définis par leur condition sociale. L'Action Catholique de la Jeunesse Française, crée en 1886, se spécialise par milieux sociaux (JOC, JAC, etc.), et la constellation d'organisations de jeunesse satellites du PCF s'organise en autant d'organes de socialisation politique destinés à former les futurs militants acquis à la cause de la « *lutte prolétarienne* » (Augustin & Gillet 2000).

L'approche « universaliste » ciblant une classe d'âge dans sa globalité remonte également aux sources l'éducation populaire. En France, l'inspiration républicaine commune à l'instruction publique et au développement d'un mouvement comme la Ligue de l'Enseignement dès 1881 conduit à viser l'édification d'un citoyen abstrait, défini par sa seule appartenance à la Nation. Comme dans le scoutisme de Baden Powell en Grande Bretagne, la référence à un espace commun – national ou mondial – auquel les jeunes sont appelés à participer, fonde alors la revendication d'une action située par-delà les clivages de la société et des particularismes. Il s'agit d'édifier le genre de citoyen que requièrent l'organisation et la cohésion sociales (Coussée & Jeffs 2012).

Peu ou prou cette alternative et cette tension entre deux approches de la « diversité » des jeunesses, n'ont jamais cessé de traverser les acteurs de jeunesses (Coussée & Jeffs 2012). Lorsque ceux-ci se professionnalisent et s'institutionnalisent sous la houlette de l'État planificateur des années soixante, c'est pour soutenir le développement d'une vie sociale qui peine à s'organiser dans les « grands ensembles » nouvellement bâtis (Augustin, Gillet 2000). Ce faisant, tout en participant d'une politique « universaliste » de cohésion nationale, ils s'inscrivent dans une « *discrimination positive à la française* » (Doytcheva, 2007), c'est-à-dire une pratique de ciblage d'un public particulier à partir de critères – en l'occurrence « le territoire » – qui le désignent sans le nommer.

Projets et pratiques aux prises avec la « différence »

L'ambition de ce numéro est de scruter les manifestations et les effets de ces tensions et dilemmes, dans les références, l'organisation et les pratiques de la vaste constellation d'acteurs qui, aujourd'hui, se revendique de l'éducation populaire ou en « partage les présupposés » (de Lescure, Porte, 2017). Il s'agit de cerner comment, dans une société où une gamme étendue de différences (de condition sociale, de genre, d'âge, d'orientation sexuelle, etc.) sert désormais de référence aux identités individuelles et collectives, choisies ou subies (Wievorka, 2001), ces acteurs prennent en charge cette diversité ainsi que le spectre des discriminations qui l'accompagne.

Les propositions attendues se situeront dans le cadre de cette interrogation, et pourront plus particulièrement s'articuler avec un ou plusieurs des axes suivants.

1. Sélectivité du marché de l'emploi associatif dans le champ de l'éducation populaire

Le champ de l'éducation populaire recoupe pour une large part celui de l'intervention sociale, et son développement accompagne l'évolution des métiers du travail social durant les dernières décennies. Ceux-ci connaissent une double évolution : une dualisation, avec, d'un côté, le maintien de métiers centraux historiquement construits comme des « professions », associant conventions collectives, formations spécialisées, statuts, grilles de qualifications, etc., et invention continue de « nouveaux métiers » de l'autre, davantage adossés à une logique de compétence, à une plus forte indétermination statutaire et, pour une part d'entre eux, à une précarisation importante (Chopart, 2000). C'est à cette dernière catégorie qu'appartient l'essentiel des emplois dans le secteur de l'animation (Lebon 2009), phénomène que l'on observe plus largement dans le secteur de l'emploi associatif (Hély, 2005).

La tendance à la « personnalisation » des compétences dans les métiers en relation avec le public semble par ailleurs transversale, n'épargnant pas non plus les emplois les mieux protégés et les plus qualifiés et l'importance prise par la mobilisation compétences biographiques ou « personnelles » dans ce type de fonction constitue la deuxième évolution majeure (Dubet, 2002).

Ces deux évolutions posent la question des formes de sélectivité dans l'emploi dans les milieux de l'éducation populaire dans les termes de l'alternative présentées dans cet appel : faut-il recruter selon des critères « universalistes » ou bien les professionnels doivent-ils être à l'image des « publics » ?

Cette question a déjà été partiellement documentée dans les cas des animateurs « de quartiers », souvent recrutés pour leur proximité supposée, en termes d'âge, de territoire et d'origine ethnique, avec leurs publics (Boucher 2005). Les logiques qui président à ces recrutements sont cependant mal connues : s'agit-il simplement, dans l'esprit des recruteurs associatifs ou municipaux, de faire jouer à ces jeunes une fonction de contrôle social vis-à-vis de leurs pairs, ou bien ces logiques de sélectivité sont-elles plus complexes, itératives, ambivalentes dans leurs visées et hétérogènes dans leurs résultats, comme d'autres espaces de recrutement (Cortesero *et al.* 2013).

Cette question de formes de sélection et des logiques de sélectivité mérite également d'être étendue à d'autres critères que la « race ». Le genre ou l'orientation sexuelle, par exemple, interviennent-ils et selon quelles modalités ? Le domaine d'intervention et la nature des publics constituent-ils une variable clé ? L'âge mérite également d'être interrogé lorsqu'on sait qu'historiquement, les mouvements de jeunesse furent rarement dirigés ou représentés par des moins de 30 ans (Tétard, 2007).

2. Associations d'éducation populaire et politiques de lutte contre les discriminations

Le champ de l'éducation populaire est aussi acteur des luttes contre les discriminations. Une étude récente révèle par exemple que dans plus de 9 actions sur 10 financées par le conseil régional d'Île de France entre 2008 et 2012, le porteur du projet était une association (L'Horty 2013).

Une meilleure connaissance de la nature de cette contribution s'impose donc. Comment les acteurs de l'éducation populaire se saisissent-ils des possibilités offertes par l'action publique antidiscriminatoire au travers de ses programmes de financement, pour développer des actions dans les champs de la lutte contre les discriminations ? Comment appréhendent-ils et conçoivent-ils ces actions ?

On pourrait par exemple (sans que cette piste soit exclusive) poser la question de leur positionnement au regard de la dimension politique de la lutte antidiscriminatoire. Ambitionnent-ils de réaliser un travail de « conscientisation » des jeunes, de leur offrir les outils d'une meilleure compréhension des mécanismes de pouvoir et d'éviction dont ils sont l'objet, à l'instar des pratiques d'empowerment de jeunesse observées Outre-Atlantique (Talpin…). *A contrario*, participent-ils de la logique de dépolitisation à l'œuvre sur le temps long dans les programmes d'actions publics, en subsumant la question des discriminations dans des thématiques renvoyant aux individus et à leur mobilisation, comme la diversité ou l'insertion (Doytcheva 2015). De façon générale, il conviendrait ici de se demander quelles entrées sont privilégiées par ces acteurs (intégration ? laïcité ? diversité ? accès aux droits ? etc.), pour quelles raisons, et avec quelles conséquences quant à la façon de concevoir et mener des projets dans le champ de la lutte antidiscriminatoire. La même question pourrait être posée quant à la sélection des critères jugés pertinents pour construire des projets d'action (genre, âge, origine, territoire, etc.). Comment une hiérarchie des critères prioritaires prend-elle forme, et au terme de quels processus ?

3. Vice et vertu de la mixité : la question des publics

La tension entre ciblage et universalité a enfin conduit, dans les années récentes, à la multiplication de travaux étudiant les mécanismes de filtrages des publics dans l'accès aux dispositifs et l'offre proposée par l'éducation populaire. Mais on peut s'interroger aussi sur la question des lieux et des espaces de la mixité. L'éducation populaire a historiquement beaucoup investi « les lieux » comme espace de la mixité (Besse, à paraître) et invite à se questionner sur le « remplissage » et l'animation de ces lieux.

La sélection par l'argent a ainsi été constatée dans le cas des colonies de vacances, dont les évolutions récentes démontrent un recul de la mixité sociale et raciale (Leroy, 2017). Des logiques d'exclusion des publics féminins ont également été mises à jour dans le cas de l'offre de loisirs organisés, dont l'analyse révèle qu'elle est elle-même fortement genrée (Bacou, Raibaud, 2011). Le même constat pourrait sans doute être proposé dans le cas des offres de loisir localisées dans les quartiers populaires, et attirant de fait, pour l'essentiel, un public ethnicisé (Masclet, 2003).

Ces travaux montrent aussi, au-delà des effets d'éviction, comment la faible mixité tend à constituer ces espaces comme des lieux de construction et la consolidation des identités autour desquels les jeunes se retrouvent. Les stéréotypes genrés à partir desquels les activités de loisir sont conçues et gérées permettent aux adolescents de les mobiliser comme des lieux d'affirmation de leur virilité (Guérandel 2011). Les interactions entre les animateurs « issus des quartiers » et de leurs publics racisés suscitent parfois des « *positionnements en miroir* », pouvant, par exemple, favoriser, par un jeu de reconnaissance réciproque, l'appropriation d'une identité « musulmane » (Kerivel, 2014)...

Les propositions d'articles pourront s'inscrire dans le prolongement de ces travaux, et viser à en consolider ou en discuter les constats. Elles pourront également essayer de les étendre à d'autres espaces et d'autres critères, par exemple l'orientation sexuelle. Elles pourront également s'intéresser à la façon dont ces questions sont pensées et prises en charge par les organisations concernées. Historiquement en effet, ces organisations ont assumé divers partis pris face à la diversité de leurs publics, en se concentrant, par exemple sur les jeunes issus des milieux ouvriers dans une perspective de promotion et d'émancipation d'une classe sociale. Dans les cas de figure évoqués ici, aucun « choix » ne semble explicitement gouverner à la construction d'un public genré ou ethnicisé. Comment, par conséquent, cette construction est perçue, traitée, accompagnée ou combattu par les directions et les acteurs de ces structures ?

Les propositions pourront également prendre le contre-pied des travaux cités, qui ont en commun de traiter la faible mixité comme un « manque », comme un « défaut » à corriger. Cette relative homogénéité des publics ne peut-elle pas, dans certains cas, constituer une ressource (Duru Bellat, Marin, 2010), par exemple sur d'autres plans de la construction de l'identité ? Ne permet-elle pas à des jeunes identifiés par leur appartenance à une minorité, de trouver dans cet entre soi le support d'une réappropriation positive de leur identité, que le stigmate vécu à l'extérieur fragilise (Goffman, 1975) ? N'offre-t-elle pas la protection des « *contre-publics subalternes* » (Fraser, 2005) qui permettent à ceux dont la parole est confisquée par les mécanismes de la domination symbolique de retrouver, par l'échange entre pairs, les mots pour maîtriser leur expérience et élaborer une vision partagée, plus directement sociale et politique, de leur condition ?

Références

Augustin A., Gillet J.-C. (2000), l'Harmattan.

Bacou M., Raibaud Y. (dir.), 2011 « Mixité dans les activités de loisir. La question du genre dans le champ de l'animation », *Agora Débats/Jeunesse*, n° 59.

Boucher M. (2005), « La question ethnique, l'intervention sociale et la laïcité. Les enjeux des discriminations raciales dans le travail social », Connexions, vol. 83, n° 1, pp. 99-114.

Bourdieu P. (1980)., « La jeunesse n'est qu'un mot », *in Questions de sociologie*, Minuit, pp. 143-154

Chopart J.-N. (2000), *Les mutations du travail social. Dynamique d'un champ professionnel*, Dunod.

Christen C., Besse L. (dir. 2017), *Histoire de l'éducation populaire 1815-1945. Perspectives françaises et internationales*, Presses universitaires du Septentrion, coll. « Histoire et Civilisations ».

Cortesero R., Kerbourc'h S., Mélo D., Poli A. (2013), « Recruteurs sous tensions. Discrimination et diversité au prisme de registres argumentaires enchevêtrés », *Sociologie du travail*, n° 55 (4), pp. 431-453.

Jeffs T., Coussee F. (2012), « Informal Éducation in a Historical Perspective : Between an instrument of social education and a socio-educational practice », *in Youth Participation in Europe* (Loncle P., Cuconato M., Muniglia V., Walther A), Policy Press.

de Lescure E., Lebon F., (dir. 2017), *L'éducation populaire au tournant du XXIe siècle*, Les éditions du croquant.

de Lescure E., Porte E., (coord. 2017), « Éducation populaire : politisation et pratiques d'émancipation », *Agora débats/jeunesses*, n° 2, vol. 76.

Doytcheva M. (2007), *Une discrimination positive à la française ? Ethnicité et territoire dans les politiques de la ville*, La Découverte.

Doytcheva M. (2015), *Politiques de la diversité. Sociologie des discriminations et des politiques antidiscriminatoires au travail*, PIE Peter Lang, coll. « Travail & Société ».

Dubet F. (2002), *Le déclin de l'institution*, Éd. du Seuil, coll. « L'épreuve des faits ».

Duru-Bellat M. et Marin B. (2010), « La mixité scolaire, une thématique (encore) d'actualité ? », *Revue française de pédagogie*, n° 171, pp. 5-8

Fraser N. (2005), *Qu'est-ce que la justice sociale ? Reconnaissance et redistribution*, La Découverte.

Goffman E. (1975 [1963]), *Stigmate. Les usages sociaux du handicap*, Les Éditions de Minuit.

Guérandel C. (2011), « Sports, genre et jeunesse populaire : le rôle central des professionnels », *Agora débats/jeunesses*, n° 59, (3), pp. 93-106

Hély M. (2009), *Les métamorphoses du monde associatif*, Presses universitaires de France, coll. « le lien social ».

Leroy C. (2017), « Colonies de vacances, la fion de l'âge d'or », *Sciences humaines*, n° 293.

L'Horty Y. (2013), « Anatomie d'une politique régionale de lutte contre les discriminations », *TEPP*, Rapport de recherche, n° 2013-01.

Masclet O. (2003), *La gauche et les cités. Enquête sur un rendez-vous manqué*, Éd. La Dispute, coll. « Pratiques politiques ».

Melo D. (coord), (2012), « Manières de recruter : l'égalité des chances à l'épreuve de l'expérience des recruteurs », Convention DARES, APR « Pratiques de recrutement et sélectivité sur le marché du travail ».

Pinto V. (2014), *À l'école du salariat. Les étudiants et leurs « petits boulots »*, PUF, collection « Le Lien social ».

Talpin J. (2016), *Community organizing. De l'émeute à l'alliance des classes populaires aux États-Unis*, Raisons d'agir, coll. « Cours et travaux ».

Tétard F. (2007), « Vous avez dit éducation populaire ? Itinéraire chronologique », *Agora Débats/Jeunesse*, n° 40.

Wieviorka M. (2001), *La différence*, Les Éditions Balland.

Les propositions sont à adresser au plus tard le 8 décembre 2017 à
Yaelle Amsellem-Mainguy : yaelle.amsellem-mainguy@jeunesse-sports.gouv.fr
Emmanuel Porte : emmanuel.porte@jeunesse-sports.gouv.fr
Regis Cortesero : regis.cortesero@gmail.com

- Les propositions devront comprendre :
  - L'article complet (30 000 environ)
  - Une présentation de(s) auteur.e.s -2,3 publications et affiliations
  - Un résumé en français (10 lignes)
  - Une bibliographie indicative

Calendrier

retour aux auteurs : 15 décembre 2017

remise des articles sélectionnés : 27 avril 2018

mise en forme des articles et derniers retours aux auteurs : mai-juin 2018

remise des articles au comité de rédaction/rédaction en chef : FIN AOÛT 2018

publication : FIN OCTOBRE 2018

Sociologie et questions de société aux éditions L'Harmattan

Dernières parutions

BIO : OÙ EN SOMMES-NOUS ?
Santé - éthique - environnement
Blériot Céline - Préface de Marie-Monique Robin
L'auteur mène l'enquête sur les bienfaits réels du bio. Elle a commencé par étudier l'évolution du monde agricole et de nos assiettes avec l'arrivée de la mécanisation et de la chimie. Observant d'importants dangers sanitaires et environnementaux, elle a découvert un label AB pour deux bios aux concepts quelque peu… différents. Elle a cherché à savoir pourquoi ces bios étant meilleurs à de nombreux points de vue, ils ne remplacent toujours pas l'agriculture dite conventionnelle. Après analyse de nos comportements et de notre société de consommation, elle met en lumière un jeu d'acteurs aux intérêts divergents voire très préoccupants, fort révélateur d'une cohabitation entre le développement et le durable.
(Coll. Perspectives organisationnelles, 19.00 euros, 178 p.)
ISBN : 978-2-343-12259-5, ISBN EBOOK : 978-2-14-004196-9

UN MODÈLE FRANÇAIS NOUVEAU ?
Charlin Jacques
Des paramètres nouveaux, scientifiques, sociétaux, économiques et écologiques ont vu le jour au tournant du millénaire et sont de plus en plus présents. Ils devraient nourrir la réflexion politique sur le temps long. Ce travail est-il fait ? À quoi pourrait ressembler notre pays dans son organisation sociale au milieu du siècle ? Cet ouvrage ouvre quelques pistes de réflexion sur l'organisation sociétale nouvelle qu'il faut tenter d'imaginer.
(Coll. Questions contemporaines, 24.00 euros, 236 p.)
ISBN : 978-2-343-12267-0, ISBN EBOOK : 978-2-14-004364-2

SÉCURITÉ INTÉRIEURE : Enjeux et perspectives
Durand Franck - Sous la direction de Franck Durand
Deux disciplines sont apparues de façon concomitante à la fin du dix-neuvième siècle : la psychanalyse et la criminologie, qui toutes deux s'efforcent d'expliquer le comportement criminel afin de le prévenir. Puis, passant du niveau individuel au niveau collectif, la réflexion porte sur les risques sociaux et sociétaux constituant de nouvelles menaces contemporaines, questionnant l'origine et les formes de la violence. Face à celles-ci, les pouvoirs publics s'emploient à développer une politique de prévention de la délinquance.
(Coll. Droit de la sécurité et de la défense, 19.00 euros, 180 p.)
ISBN : 978-2-343-12253-3, ISBN EBOOK : 978-2-14-004142-6

LE POLITIQUE PAR L'IMAGE
Iconographie politique et sciences sociales
Sous la direction de Christine Pina et Éric Savarese
Qu'est-ce que les images peuvent nous apprendre sur le politique ? Tandis qu'historiens, sociologues et anthropologues considèrent depuis longtemps les documents iconographiques

comme de véritables matériaux empiriques, il n'existe pas de véritable « tradition » d'analyse de l'image en science politique. Cet ouvrage collectif constitue ainsi une invitation à investiguer le politique à partir des images. Car les tracts, les affiches ou les photographies constituent des traces de la diversité des pratiques et des représentations du politique, mais également des supports utilisables pour réaliser des entretiens de recherche.
(Coll. Logiques politiques, 30.00 euros, 300 p.)
ISBN : 978-2-343-12509-1, ISBN EBOOK : 978-2-14-004103-7

JEUX ET CULTURE DE LA RENAISSANCE
L'album d'estampes de Nicolas Prévost
Parlebas Pierre
Les 36 Figures de Nicolas Prévost mettent en scène les pratiques ludiques du XVIe siècle telles qu'elles se déployaient dans leur milieu habituel. On observe l'importance accordée au corps, le degré de violence accepté, le rôle non négligeable de la participation féminine, le niveau technologique des instruments utilisés, le rapport aux animaux. Mettant en spectacle le phénomène éminemment social du jeu, ces images vivantes soulignent comment la Renaissance vit une période de transformation qui affecte notamment les rapports avec le monde matériel et les rapports entre les personnes.
(Coll. Mouvements des Savoirs, 18.50 euros, 162 p.)
ISBN : 978-2-343-12513-8, ISBN EBOOK : 978-2-14-004184-6

LE DROIT DE NE PAS AIMER
Le droit de ne pas aimer : les racines du sextrémisme
Junker Ida
Que serait la femme sans amour ? Romans, films, médias... L'amour est inculqué aux fillettes dès leur plus jeune âge, et conditionne leurs comportements jusqu'à devenir une forme d'aliénation : une «burqa transparente» (selon Belinda Cannone). Là où elle est censée incarner la douceur, la maternité ou la séduction, une femme qui décide d'en finir avec cette surenchère affective doit se montrer suffisamment forte pour résister au discours culpabilisant. Le «sextrémisme» proclamé par les Femen apparaît alors comme un moyen de transcender la condition féminine.
(Coll. Sexualité humaine, 14.00 euros, 120 p.)
ISBN : 978-2-343-10649-6, ISBN EBOOK : 978-2-14-004354-3

LE TRAVAIL, ENTRE PUBLIC, PRIVÉ ET INTIME
Comparaisons et enjeux internationaux du *care*
Coordonné par Aurélie Damamme, Helena Hirata et Pascale Molinier
De quoi la crise du care est-elle le nom ? De la crise des solidarités familiales ? De celle de l'État-providence ou encore du travail gratuit des femmes ? La perspective du *care* déplace les frontières entre le privé et le public, l'intime et le politique, la théorie et l'empirie. Cet ouvrage restitue l'effervescence actuelle des recherches sur le care. Il propose un regard pluriel, à partir d'enquêtes empiriques, sur le travail du *care* au Japon, au Brésil, en France, aux États-Unis, en Colombie, au Liban et en Argentine.
(Coll. Logiques sociales, 25.50 euros, 254 p.)
ISBN : 978-2-343-11672-3, ISBN EBOOK : 978-2-14-004336-9

LA LAÏCITÉ À L'ÉPREUVE DES IDENTITÉS
Enjeux professionnels et pédagogiques dans le champ éducatif et social
Sous la direction de Manuel Boucher
Dans un contexte de remise en cause de la laïcité de la part d'anti-mouvements culturels et politico-religieux, les éducateurs et pédagogues sont questionnés : doivent-ils réaffirmer la laïcité associée au modèle d'intégration républicain ou bien le réinventer en fonction de nouvelles réalités sociodémographiques et politiques ? Cet ouvrage tente de développer les capacités de réflexion et d'action des professionnels du champ social et éducatif, acteurs clés de l'émancipation laïque.
(Coll. Recherche et transformation sociale, 25.50 euros, 242 p.)
ISBN : 978-2-343-12641-8, ISBN EBOOK : 978-2-14-004282-9

LAÏCITÉ, ÉMANCIPATION ET TRAVAIL SOCIAL
Sous la direction de Guylain Chevrier
La laïcité, indissociable d'une liberté intime, se construit toujours dans un cadre collectif. Cette liberté, aucun professionnel de l'action éducative et sociale ne peut se dispenser de la penser. Peut-on grandir, évoluer et s'émanciper sans que soit garantie la liberté de conscience ? Sur cette question, l'ambition de cet ouvrage est double : convoquer la réflexion au sujet de la laïcité comme principe émancipateur, et fournir des outils à tout professionnel ou cadre du travail social désireux de penser sa pratique.
(Coll. Les Ecrits de BUC Ressources, 28.00 euros, 270 p.)
ISBN : 978-2-343-12358-5, ISBN EBOOK : 978-2-14-004107-5

VIEILLISSEMENT, VULNÉRABILITÉ ET ANIMATION SOCIALE
Sous la direction de Nicolas Combalbert et Sophie Rothé
Cet ouvrage collectif s'adresse principalement aux travailleurs sociaux, notamment aux animateurs sociaux et socioculturels, qui évoluent auprès de personnes âgées. Il traite du vieillissement normal et pathologique et plus particulièrement des personnes âgées en situation de perte d'autonomie ou de dépendance. Il vise à aider les acteurs de terrain, à ajuster leurs posture et pratique professionnelles, à interroger les limites de leur action dans un cadre institutionnel.
(Coll. Logiques sociales, 27.50 euros, 272 p.)
ISBN : 978-2-343-12561-9, ISBN EBOOK : 978-2-14-004214-0

POLITIQUES DE LA VIE
La Nature au prisme du social
Seguin Thomas
La définition de la nature de la vie, ainsi que de sa physionomie, est, en quelque sorte, l'objet même du politique et de sa décision. Si une société sait comprendre et respecter la vie en elle-même, elle saura établir un rapport compréhensif et équilibré avec les entités naturelles. La vie prise ainsi dans sa saisie intégrale induit l'élaboration d'une physique sociale qui pense les conditions de l'harmonie sociale ainsi que celles d'une société vivante.
(Coll. Logiques sociales, 22.50 euros, 222 p.)
ISBN : 978-2-343-11728-7, ISBN EBOOK : 978-2-14-004083-2

EMMANUEL MACRON... ET LES AUTRES
Les gagnants et les perdants d'une élection imprévisible
Saison 2
Pierrat Ghyslaine
Cet essai décrypte les figures politiques contemporaines au prisme de leur enfance : leurs atouts, leurs handicaps, et dévoile leurs secrets. Macron, Hulot, Juppé, Baroin, Bayrou, Hollande, Sarkozy, Hamon, Mélenchon, NKM, Fillon, Le Pen, Hidalgo, Valls, Le Maire, Taubira et tant d'autres, tous vous captiveront ! L'auteur prend également position sur la fonction modernisée du président, sa nouvelle présidentialité, le statut nécessaire de la Première dame de France. Elle conceptualise la notion de double médiatique et alerte sur ses dangers. Elle transmet aussi les valeurs à sauvegarder.
(22.00 euros, 350 p.)
ISBN : 978-2-343-12468-1, ISBN EBOOK : 978-2-14-004031-3

2016
Un, deux, trois, votez !
Leconte Jean-Pierre - Emef - Jipéhel
Une nouvelle fois, « La Plume » et « Le Crayon » ont décidé de se réunir pour commenter à leur façon, avec humour et une parfaite mauvaise foi, l'actualité politique de la France et du monde de l'année 2016, une année avant tout électorale. Entre les régionales, cantonales, européennes, les primaires de la droite, le référendum en Grande-Bretagne, les présidentielles aux États-Unis… il y avait du grain à moudre (multiples illustrations en couleur).
(31.00 euros, 278 p)
ISBN : 978-2-343-11325-8, ISBN EBOOK : 978-2-14-004024-5

À QUI LE POUVOIR ?
Ouvrage collectif sous la direction de Claude De Vos – Hommage à Jean-William Lapierre
La question de l'État est plus que jamais d'actualité. Les anciennes sociétés colonisées ont le plus grand mal à fonder des États stables et aptes à résister aux tensions et déchirements que suscitent leurs divisions ethniques, linguistiques ou religieuses. Les États constitués se trouvent quant à eux confrontés à la globalisation qui conduit à l'homogénéisation des modes de penser. Alors, dans l'état de crise économique, sociale et morale dans lequel vit aujourd'hui une grande partie de l'humanité, la politique et la démocratie ont-elles encore un avenir ?
(Coll. Des Hauts et Débats, 31.00 euros, 304 p.)
ISBN : 978-2-343-11950-2, ISBN EBOOK : 978-2-14-003878-5

LES AFFRES DE LA PHILANTHROPIE
Essai sur l'imaginaire, la dignité et la bêtise dans le monde globalisé
Nke Fridolin
Voici une exégèse critique du vécu historique nègre présentée à travers deux entrées privilégiées : l'humanitaire et la pitié. Tels sont les fondamentaux de l'humanisme abstrait contemporain, qui consiste à mystifier les autres acteurs de la scène internationale, en les asservissant par le recours à la force, en aveuglant leur intelligence. Le bilan humain est fort éloquent, ainsi qu'en témoignent les massacres perpétrés en Irak, en Côte d'Ivoire, en Libye, en Syrie...
(Coll. Émergences africaines, 22.50 euros, 224 p.)
ISBN : 978-2-343-12242-7, ISBN EBOOK : 978-2-14-003956-0

HISTOIRE ET CRITIQUE DU SYSTÈME CAPITALISTE-REPRÉSENTATIF
(Volume 1) Contre le capitalisme représentatif, la démocratie directe salariale
Toulouse Jean-Michel
Cet ouvrage, présenté en deux volumes, a pour ambition de montrer que les formes représentatives de la vie politique n'épuisent pas la capacité démocratique des peuples et que ceux-ci peuvent mettre en œuvre une démocratie citoyenne directe. Ce premier volume comprend une partie historique qui présente un certain nombre d'expériences vécues (de la démocratie athénienne des Ve et IVe siècles avant J.-C. jusqu'à la Commune de Paris de 1871), et une partie juridique qui expose les fondements du droit constitutionnel classique.
(Coll. Questions contemporaines, 39.00 euros, 414 p.)
ISBN : 978-2-343-11888-8, ISBN EBOOK : 978-2-14-003969-0

DÉMOCRATIE DIRECTE CITOYENNE : VERS UN NOUVEAU PARADIGME ?
(Volume 2) Contre le capitalisme représentatif, la démocratie directe salariale
Toulouse Jean-Michel
Ce second volume traite de la théorie générale de l'État, et sa critique « marxienne », des partis politiques, ces « enfants illégitimes » du système représentatif et du suffrage universel, et de la démocratie directe qu'il faut distinguer de la démocratie « participative », dernier avatar du dessaisissement des peuples. Enfin, il aborde la question de l'entreprise, dernier refuge de la monarchie aristocratique, et des Conseils, instruments politiques de la démocratie directe.
(Coll. Questions contemporaines, 39.00 euros, 416 p.)
ISBN : 978-2-343-11924-3, ISBN EBOOK : 978-2-14-004037-5

L'HARMATTAN ITALIA
Via Degli Artisti 15; 10124 Torino
harmattan.italia@gmail.com

L'HARMATTAN HONGRIE
Könyvesbolt ; Kossuth L. u. 14-16
1053 Budapest

L'HARMATTAN KINSHASA
185, avenue Nyangwe
Commune de Lingwala
Kinshasa, R.D. Congo
(00243) 998697603 ou (00243) 999229662

L'HARMATTAN CONGO
67, av. E. P. Lumumba
Bât. – Congo Pharmacie (Bib. Nat.)
BP2874 Brazzaville
harmattan.congo@yahoo.fr

L'HARMATTAN GUINÉE
Almamya Rue KA 028, en face
du restaurant Le Cèdre
OKB agency BP 3470 Conakry
(00224) 657 20 85 08 / 664 28 91 96
harmattanguinee@yahoo.fr

L'HARMATTAN MALI
Rue 73, Porte 536, Niamakoro,
Cité Unicef, Bamako
Tél. 00 (223) 20205724 / +(223) 76378082
poudiougopaul@yahoo.fr
pp.harmattan@gmail.com

L'HARMATTAN CAMEROUN
TSINGA/FECAFOOT
BP 11486 Yaoundé
699198028/675441949
harmattancam@yahoo.com

L'HARMATTAN CÔTE D'IVOIRE
Résidence Karl / cité des arts
Abidjan-Cocody 03 BP 1588 Abidjan 03
(00225) 05 77 87 31
etien_nda@yahoo.fr

L'HARMATTAN BURKINA
Penou Achille Some
Ouagadougou
(+226) 70 26 88 27

L'HARMATTAN SÉNÉGAL
10 VDN en face Mermoz, après le pont de Fann
BP 45034 Dakar Fann
33 825 98 58 / 33 860 9858
senharmattan@gmail.com / senlibraire@gmail.com
www.harmattansenegal.com

www.ingramcontent.com/pod-product-compliance
Lightning Source LLC
LaVergne TN
LVHW010937061026
849535LV00007B/2444